うつ病は重症でも2週間で治る、もし……

早稲田大学名誉教授
加藤諦三

三笠書房

まえがき――気がふさいでしまったとき、とにかく一度読んでみてください

本書のタイトル『うつ病は重症でも2週間で治る、もし……』は、オーストリアの高名な精神科医アルフレッド・アドラーが、重症のうつ病者が助けを求めてきたときに述べた言葉[1]から引いている。

「もし」に続く言葉は、「毎朝あなたがまず最初にすることが、どうしたら人を本当に喜ばせてあげることができるかと考えることであり、そしてそれに固執すれば」である。

このタイトルは、うつ病になった人にしてみれば、腹の立つ言葉であるかもしれない。うつ病に苦しみながら治らないでいるのに、どんな前提があるのか知らないが、「2週間で治る」というのは許せないと、不快に思うかもしれない。

「誰にも、どうしようもない苦しさを理解してもらえない」。これがうつ病になった人からよく聞く言葉である。それなのに「2週間で治る」とは何ごとだと、怒るかもしれない。

そして「どんな前提があるのだろう?」とさえ、考えないかもしれない。

でもそう怒る前に、自分は朝起きてすぐに「あの人の、今日の仕事がうまくいってくれるように」などと祈ったことがあるだろうかと、反省してみてほしい。あの人どころか、自分の今日の仕事がうまくいくかいかないかが、心配で心配でしょうがなかったのではないか。

朝起きて「今日はあいつの誕生日だ。何かユーモアをいって、笑わせてあげられるといいな」などと思ったことがあるだろうか。それよりも「今日、私が失敗したらあいつはどう思うだろうか」と、恐れたのではないだろうか。


だから、怒らないでこの本を最後まで読んでもらえれば、それなりに理解してもらえると思っている。

うつ病は、今の生き方、考え方を続けてはいけないという、自然からの警告である。

うつ病者は自然のリズムから離れてしまった。無意識に敵意や憎しみがあるから。

うつ病になった人には色々な見当違いがある。たとえば、自己犠牲を「人のため」と勘違いして、必要のない「人生の重荷」を勝手に背負い込んで頑張った。

生きるエネルギーを回復するためには、うつ病と正面から向き合うことである。うつ病の原因から目を背《そむ》けても、うつ病は治らない。

うつ病になるような人がスッキリとして明るく生きていくためには、隠された敵意をどう意識化し、どう自分の中で処理するかということが極めて重要なことなのである。

憎しみにはふたつの性質がある。

ひとつは変装がうまい。

もうひとつはしつこい。

うつ病回復は、自分の心の中から始まる。

「うつ病は重症でも2週間で治る」というのは、うつ病者に対して「あなたが変われば、うつ病は治る」という意味である。

この本では、「うつ病になるような人がこう変わればうつ病は治る」ということ、そしてそのためにはどうすればよいかを考えた。

加藤諦三

目次

第2章 何が「自分の人生」を苦しくしているか？

第3章 うつ病者特有の考え方

4 うつ病を取り巻く「誤解」と「疑問」 153

第4章

生き方を変える処方箋

第1章

「自分」を見つめ直す

1 「うつ病」とは何か?

今まで楽しかったことが楽しくなくなる。

今まで人と会うことが楽しかった。でもうつ病になり出すと、人と会うのが億劫《おっくう》になる。

今までは会うのが楽しかった人でも、会うのが億劫になる。

今まで興味があった、その同じ勉強でもする気にならなくなる。

「楽しかった」ことが、「しなければならない」ことになる。

欲するものがないということは、自分の体が自分の体ではないということである。

そういうときが、うつ。


何となく甘いものが食べたい——最近、そういう気持ちが湧かない。いつも食べていたのに、今日は食べたくない。

自分で自分がわからない。

何をしても面白くない。愉快と感じる能力そのものが麻痺《まひ》しているのだから、何をしても意味がない。

うつ病になった人はあまりにもつらいことばかりで、生きる能力を消耗し尽くしたのである。心理的健康な人から「君はそんなに、〝いいこと〟ばかりして」といわれても、意味を感じる能力そのものがないのだから、無気力でもしょうがない。

何をしても、それはただつまらないだけである。生きることも、死ぬこともできない。死ぬのも億劫なのである。生きるのも億劫である。

誰といても面白くない。何を聞いても面白くない。何を見ても面白くない。

心理的健康な人が、夕陽を見て「わー、綺麗《きれい》」と手を合わせても、うつ病者には「美しい」という感動はない。美しいということを感じる能力はない。

小さい頃から、ただ人に怯《おび》えてイヤなことに耐えて生きてきて、もう美しいなどと感じる心の余裕はなくなっている。

その消耗しきった心を、心理的健康な人は理解しない。そこでつい「ねー、あんなに真っ赤な夕陽で……」という。

だから、うつ病者にとってはその人がそばにいるのが煩《わずら》わしくなる。


人は生きているからこそ感動がある。

しかしうつ病者は、その感動すること自体ができなくなっているのである。

小さい頃からイヤなことばかりだったら、何かを見て感動するだろうか。小さい頃から不愉快なことばかりだったら、何かを積極的にする気になるだろうか。

何を食べてもおいしくない。何を飲んでもおいしくない。

何かを体験して嬉しいとか楽しいと感じる能力が、うつ病者はもう、すり切れている。

あまりにも我慢しすぎたのであろう。

我慢に我慢を重ねて生きているうちに、楽しみを感じる能力そのものが失われてしまった。

変わってしまったのは、あなた自身である

うつ病者にとって生きることとは、ただ耐えることであった。

人のいいなりになりながら、苦しみに耐え、悲しみに耐え、痛みに耐え、不愉快さに耐え、虐待《ぎゃくたい》に耐え、黙ってただ生きてきた。

生きることはつまり我慢することであった。「楽しい」などということは言葉を知っているだけで、それがどのような感情だかも知らない。

うつ病になるような人は、小さい頃から人間関係でつらい思いしかしていない。

うつ病になるような人は、人との関係が、朝起きてから夜寝るまでイヤなことだけだった。

小さなイヤなことでも、それが続くとエネルギーがなくなる。自信をなくす。その集積で病気になる。

そうなると色々ないいことがあっても、うつの気分から回復できない。いいことが楽し

みにも喜びにもつながらない。これがうつ。
私が訳したアメリカの臨床心理学者ジョージ・ウェインバーグの本に、イギリスの詩人ウィリアム・ワーズワースの次のような詩が載っていた。抑うつの体験である。

かつて草地も森も小川も
大地も、あらゆる平凡な眺《なが》めが
私にはたしかに見えた
神々しい光と、栄光と夢の生々しさに
おおわれているように
今はそうではない、もう昔のこと——
どこにいても振り返る
夜も昼も
かつて目にしたものを、今はもはや見ることはできない(2)

ここで大切なのは、「変わったのは自然ではない」ということである。変わったのは、見るほうの「私」である。自然は今も昔も神々しく輝き、夢におおわれている。楽しくないのは人生ではない。生きている私のほうである。

夢は今も「そこ」に、ある。それを見ようとしないのは、私である。

うつ病になるような人は、人間関係がイヤなのである。成長の過程で人間関係の楽しさを体験していない。ただ人からよく思われたくて、ここまで流されて生きてきた。

人から嫌われたくない、人から変な人と思われたくない——要するに人からどう思われるかということだけが行動の動機だった。

「嫌われないための努力」は今すぐやめよう

あるうつ病者である。

まったく気力がない。エレベーターの前まで来ているのに、そのボタンを押す元気がない。15分間もただ立っていた。でも人が近づいてくると途端にボタンを押した。それは

「変な人と思われないため」である。[3]

これはその人が、「人が自分のことをどう思うか」をいかに恐れているかを表わしている。

このことは、うつ病になるような人がいかに日常生活で、「人がどう思うか」で動いているかを表わしている。

自分が人から変に思われないために動いている、人からよく思ってもらうために動いている。

「自分」を押し殺してきた代償は大きい

小さい頃、相手に何かメリットを与えないと、誰からも相手にされなかった。そういう体験を積み重ねると、大人になってからも、「相手に何かメリットを与えないと、相手は自分を相手にしてくれない」と思う。

相手の関心が欲しくても、ありのままの自分では関心を集められなかった。

うつ病者は、じつは抑圧型の人が陥る依存症の、最後の段階ではないのか。

では何の依存症か?

それは「従順依存症」である。


はじめは従順であることで、誉められた、気に入られた。その喜びはあった。小さい頃に権威主義的な父親に従順であることで、父親に気に入られた。

しかしだんだんと大人になり、周囲の人に従順であることからは何の喜びも得られなくなった。

そして色々な本を読んで、「従順であることが必ずしも望ましいことではない」とわかってきた。自己主張の大切さもわかってきた。

そこで、自己主張をする努力もした。しかし結局は失敗する。

そして人のいいなりになることが苦痛になってきたにもかかわらず、人のいいなりになることしかできなくなっていた。

周囲の人は「自己主張ができるように自分を訓練すること」という。色々な本には「従順をやめるように」と書かれている。

しかしそれはちょうど、ギャンブル依存症の人にギャンブルをやめるように説得しても意味がないのと同じである。

うつになる人の心の中

うつ病になるような人は、「自分の家」に鍵《かぎ》をかけていない。うつ病になるような人は、「家」の中に誰かが入ってきても「出ていってくれ」とはいえない。

うつ病になるような人は態度も行動も言葉も従順だが、心の中は怒《いか》りで煮えくり返っている。

本人も自分の心の底の怒りを意識していないことが多い。

しかし実際には、相手の失礼な言葉や態度に接して傷つき、怒っている。その言葉を聞いているときには、従順でにこやかだけれども、じつは心の中は相手を殴《なぐ》り殺したいほど怒っている。

うつ病になるような人は、周囲の人をみんな嫌っている。でも直接の対決を避ける。心の中はくやしくて、眠れないでいる。

だからうつ病者は表面的には穏やかだけれども、心の中はイライラしている。

うつ病になるような人は、ずーっと従順に生きてきた。しかし服従の裏にはつねに「敵意」があった。

うつ病になるような人は毎日怯えて生きてきた。人の顔色を見て生きてきた。

今までずーっと怯えて生きてきた。そしてどんどん従順になった。


ギャンブル依存症やアルコール依存症は、周囲の人に迷惑をかけるから社会的に色々と問題になる。

しかし従順依存症であるうつ病者は、実際にうつ病になり、入院でもするまでは、じつは周囲の人にとって「都合のいい人間」なのである。

それが従順依存症の決定的な特徴である。

うつ病と同じなのは、あとは「仕事依存症」であろう。これも周囲の人にとって、それほど困ることではない。

仕事依存症の父親であれば、家族が寂しい思いをすることはあるが、アルコール依存症やギャンブル依存症のように経済的に破綻《はたん》するわけではない。

しかし心理的にいえば、うつ病もギャンブル依存症も、同じように自分で自分をコントロールできていない。

ギャンブルに関していえば、依存症の前の段階である「問題を抱えたギャンブラー」といわれる時点で、すでに周囲の人にとっては大問題である。

しかし、うつ病とか仕事依存症はその前の段階では、周囲の人には都合のいい存在である。

従順依存症が外から見てわからないというのは、ギャンブル依存症と同じである。

ギャンブル依存症の人を外から見ても、とてもわからないという。ギャンブル依存症は、結婚するまではパートナーにさえわからない(4)。

ギャンブル依存症は、恋に落ちるときにも、相手にはまったくわからないという。

ある女性である。交際相手の彼は知的で、野心的で、やる気があって、エネルギッシュで、よく働いて、彼らの将来に壮大な夢をもっていると思った。

はたからはパーフェクトなカップルに見えた。結婚するまでは、恋人にもギャンブル依存症とはわからない。

そしてギャンブル依存症の人は経済的にも破綻しているが、「もう一度勝てば、自由になる（Just one more win, you will be home free)」と思う。

仕事依存症の人が「この仕事だけ、とにかくすれば」というのと似ている。

うつ病になるような人も、生き方を変えないで、「今の生き方で、もうひとつ大きな仕事を達成すれば」と思う。

うつ病者の隠れた願望とは？

うつ病者は何を抑圧しているのか。

うつ病者は「退行願望」を抑圧している。心の底のそのまた底では、責任のない時代に戻りたい。

幼児はその場の満足を求める。うつ病の病前性格である「執着性格者」も退行願望を抑圧しているから、その場の成果を求める。だから疲れても休めない。

うつ病者は退行願望を抑圧しているということを、本人自身も周りも理解する必要がある。

うつ病は最も周囲からの理解を必要としているが、最も理解されない病気だという。

うつ病者は退行願望があるから、前向きになれない。

うつ病者は退行願望を抑えて頑張った。しかしその努力はあまりにもつらかった。そして消耗した。

うつ病者の特徴的な動機は、アメリカのうつ病研究者アーロン・ベックによると「退行傾向」である。(5)

こういう動機をもっている人にとっては、大人の仕事はつらい。

退行願望をもつ者は、その場の満足を求める。

待てない。ためておくことができない。

退行願望をもっているということは今、生きているのが精一杯ということである。

今この世の中で生きるのが、もうイヤだということである。

そこで努力しないでいいように、「幸せになれないことを、たまたま自分に欠けていることと結びつけて解釈する」[6]。

「自分は幸せになるためのものを欠いている」と解釈すれば、もう努力しないでもよい。

「学歴がないから」「お金がないから」といっていれば、努力をしないことを正当化できる。

このことは、「うつ病者の考え方の特徴1——本質的な欠乏感」（124頁）で詳しく説明する。

2 「義務感・責任感が強い人」の本音

うつ病の病前性格である「執着性格者」というと、すぐに「義務感・責任感が強い」ということがいわれる。

そのことはうつ病になるような人にとって、「毎日いかに生きていることがイヤであったか」を表わしている。

うつ病者の共通意志は「日常の決まりきったことから逃れたい」ということである。主婦なら家事から逃れたいと思う。うつ病者は自分の義務を意味のないつまらないものと思う。「責任のある活動に従事するように追い込まれると、もっと受け身の複雑でないことに逃れたいと思う[7]」。

つまり「義務と責任から逃れたい」というのがうつ病者の願いである。

それにもかかわらず、執着性格者は、「義務感・責任感が強い」といわれる。

要するに、イヤでイヤでしょうがないことを毎日やっているのが、うつ病の病前性格としての執着性格である。

そしてついに力尽きて、うつ病になった。

自分の人生を楽しめる人、楽しめない人

なぜ執着性格者は、イヤでイヤでしょうがないことを毎日やっていたのか？

それは人からよく思われるためであり、人から変な人と思われないためであり、人から嫌われないためである。

あるうつ病の教授である。

「『逃れる』というのが私の最も強い願望である。どんな職業でも、私はもっと気分がよいと感じる(8)」という。

逃げたい、逃げたいと願いながら、逃げられないで生きてきた。そしてうつ病になった。

「義務感・責任感が強い」といわれる執着性格者は、ドイツの精神分析学者エーリッヒ・フロムのいう「神経症的非利己主義」にしか過ぎない。

つまり神経症が「義務感・責任感が強い」という仮面をかぶって登場しているに過ぎない。

「嬉しい」と「楽しい」の違いに気づいていますか?

「満足がないということが、うつ病者の共通した症状である」(9)とアーロン・ベックはいう。

アーロン・ベックのいう「満足」というのが、「楽しい」ということであろう。

要するにうつ病者は楽しいことがない。

うつ病者にも、うつ病になる以前には喜びはある。喜びは、不安や安心と関係している感情である。それは別の視点からいうと、「成功と失敗の軸」の中で出てくる感情である。

うつ病になる以前に「よい子」であって、誉められたときには喜びを感じた。認められる、誉められる、受け入れられるというようなときには喜びを感じる。

しかしそれは、「楽しい」ということではない。

「よい子」で生きていることは楽しくないが、受け入れられ誉められれば嬉しい。

ネコがネコとして受け入れられれば嬉しくて楽しいが、ネコがイヌとして受け入れられたときには嬉しくても楽しくはない。

仮面をかぶって誉められても嬉しいが、楽しくはない。

しかし仮面をかぶらないで生きていれば、毎日は楽しい。

「楽しい」は、満足と関係している感情である。ネコがネコとして生きられたときには楽しいのである。


「楽しい」とは別の視点からいうと、「充足と絶望の軸」の中で出てくる感情である。

「成功と失敗の軸」と「充足と絶望の軸」について述べているのは実存分析で知られるオーストリアの精神科医ヴィクトール・フランクルである。

とにかく、うつ病になるような人は楽しいことがなかった。生きていて楽しいと感じることはなかった。

真面目で努力して誉められて生きていたが、楽しいことは何もなかった。

自分に正直に生きて、その上で誉められたことはなかった。誉められるのはいつも、自分に嘘《うそ》をついているときだけだった。

したがって自分のベースはいつも不愉快。その楽しくないことの上に色々な体験をして生きてきた。

そしてどんなに誉められても最後には、こうしてうつ病になった。

いったい何のために誉められたのか？

仮面をかぶり続けているうちに、自分に対する深い絶望感が深刻になった。

そして生きるエネルギーを失った。

「自分で決められない人」の心理

朝起きたときから、「これをしようか？」と迷う。そして「やめようか？」と思う。どちらにするか結局決められない。

就職をどうするかということではない。

誰と結婚するかということではない。

窓を開けるか閉めておくかというような、些細《ささい》なことである。

真面目に生きてきたけど、こうして「小決断不能症」にもなった。何も決められない。「小決断不能症」となるのは、エネルギーがないからである。どうでもいいことに悩むのも、エネルギーがないからである。

じつは「小決断不能症」というのは、多くの場合、小さな「どうでもいいこと」で迷っているのではない。心の底では、大きな生き方を決めかねているのである。今の自分に自信がない。

大きな生き方を自分で決められないことが、小さなことの決断不能となって現われている。大きな生き方を自分で決められないから、エネルギーが湧かない。

しかしよく考えてみれば、うつ病になるような人には、もともとは、ものすごいエネルギーがある。自分に対する深い絶望感に耐えながら、とにかく今日まで生きたエネルギーはものすごい。

うつ病者は、そのことにまず気がつかなければならない。

仮面をかぶって何十年である。ネコがイヌの顔をして何十年である。普通なら死んでいる。だからうつ病になったら、もう休んでいい。

うつ病になりやすい人の共通点

本章の冒頭で、「今まで人と会うことが楽しかった。でもうつ病になり出すと、人と会うのが億劫になる」と書いた。しかし、じつは本人が「楽しい」と思ったことは、本当は楽しいことではなかった。

単に嬉しいということであった。あるいは気を紛《まぎ》らわしていたのである。

つまり「うつになる」ということは、「気を紛らわすことができなくなった」ということである。

人はよいことがあれば、仮面をかぶっていても嬉しい。給料が上がれば嬉しい。誉められれば嬉しい。

給料が低くても楽しそうに生きている人がいるのである。仮面をかぶっていない人である。

逆に給料が高くても、生きるのが苦しい人もいる。

うつ病者は、小さい頃に「楽しい」という体験がない。

家族で海に行った。そこで楽しければ海が好きになるだろう。しかしそこで父親が不機嫌にしていれば、海はイヤな思い出でしかなくなる。

このようなことが、あらゆる生活分野で起きる。すると、何もしたいことがなくなる。

何かをするときの動機はつねに恐怖である。それをしないと、何かもっとイヤなことが起きるという恐怖から、それをする。

そしてそうした恐怖や不安を動機として行動すれば行動するほど、その背後にある価値観を身につけてしまう。

神経症的傾向の強い親といれば、親に従順な子どもは何もかもがイヤになる。

「何もかもがイヤになっちゃった」という人は、心の底に恐怖と憎しみをもっている。

それがうつ病者である。

3 心のエネルギーはどこから生まれるか？

ハーバード大学の心理学教授エレン・ランガーの「Mindfulness」(10)という本に、ネズミの実験が出ている。その内容は以下の通りである。

実験用のネズミを氷水に入れてもすぐには溺《おぼ》れない。なんと40時間から60時間も泳いでいる。しかしすぐに水に入れないで、ネズミを捕まえて、もがくのをやめるまで押さえておく。それから水に入れると、泳がないで30分で溺れて死んでしまうという。

ネズミはもがくのを押さえられて、無気力になったのである。無気力とは、対処能力の喪失である。うつ病者は生きているが、この無気力になった「最後の30分」を生きているようなものである。だから生きていること自体が苦しい。

普通のネズミが泳いでいるのと、もがくのをやめて絶望してから水に入れられたネズミが泳いでいるのは違う。

魚も、中には泳いでいることを楽しんでいる魚もいれば、苦しんでいる魚もいるのである。同じように生きているからといって、生きているということは、それぞれの人間にとって、まったく違った意味をもっている。


うつ病になるような人にとっては、何をやっても意味がない。生きていてもこの先も、またその先も同じつらいことばかり。

無理して億劫なことをしても、それに意味があるわけではない。

絶望したときの感じ方が、何をするのも億劫という感じ方である。絶望したネズミの30分の間が、何をするのも億劫ということである。30分の間は何をするのも億劫だけども、生きるためにしなければならないことをしている。

同じ受験勉強といっても、うつ病になるような人の受験勉強はこの30分の中での受験勉強なのである。だから一度落ちると、もう頑張ることができない。もともと受けること自体、希望に燃えて受けているわけではない。

努力してけなされて、さらに努力してけなされて、それで頑張ってきたのである。

「億劫」にはふたつの顔がある

この「30分間」を生きている人の億劫は、普通の人がいう億劫とは意味が違う。

普通の人の億劫とは、手抜きをするときのさらに一歩進んだ感じ方であろう。

普通の人にはまず、好きなことがある。好きなことをしていれば楽しい。

しかし人は、好きなことだけをして生きていかれるわけではない。

そこで好きではないこともする。嫌いなこともしなければならない。そんなときに私たちは手抜きをする。そのときの感じ方よりさらにもう一歩進んだ感じ方が、普通の人の億劫である。

うつ病者の感じる億劫とは、この億劫ではない。

心理的健康な人がパーティーに行くのでお風呂に入らなければならないとする。行きたいパーティーならお風呂に入るのは億劫ではない。しかし心理的健康な人といえども、もしそのパーティーが嫌いなら、お風呂に入ることを億劫と思うときもあるだろう。

心理的健康な人の億劫とは、「今、お風呂に入るのが億劫」なのである。それはそのことだけが億劫なのであって、生きることに力尽きているわけではない。

うつ病者の億劫はその部分のことではなく、「生きていること全体」である。うつ病者にしてみれば、生きていることはつらいことばかり。何もかもが億劫なのである。

うつ病の治療に運動がいいといっても、うつ病者はその運動自体を億劫がる。

うつ病者の億劫は、心が死にたいときに感じている億劫である。自分では死ぬこともできない。

心理的健康な人が億劫というときには、そのことに興味がない。その好きではないことをしなければならないときに億劫なのである。あくまでも「このことがイヤ」というのが、心理的健康な人の億劫である。自分がそれを嫌いだからしたくないだけである。生きることそのものがつらいわけではない。

うつ病者は、自分にも相手にも敵意をもっている。

「何かが嫌いだからそれをしたくない」というのではない。死にたいけど死ねないのである。生きることそのものがつらいのである。絶望したネズミは水の中で30分泳いでいるが、死にたいのだろう。その心境が、うつ病者の心境である。

うつ病者の心理的基盤

うつ病者の感じる億劫は、「私は、もう生きていることだけで、精一杯だ」という悲鳴である。「もうこれ以上、何かを要求しないでくれ」ということである。

うつ病者は「私はもうこれ以上、生きていることの負担を背負えない」と悲鳴をあげている。それなのに、まだ何かすることを周囲から求められている。

もともと「もうダメだ」と思ったところから、生きることが出発している。倒れたところから出発している。心理的健康な人は元気なところから出発している。

うつ病者と心理的健康な人では、生きている基盤が違う。

心理的健康な人は、うつ病者に「お風呂に入ったら、気持ちがいいわよ」という。

そして心理的健康な人は、「お風呂に入ったらこんなに気持ちがいいのに、うつ病者は何でお風呂に入らないのだろう?」と思う。

しかし絶望して生きている人にしてみれば、それは億劫なのである。

ネズミが「自分はもうダメだ」と思った。そこから水の中で30分泳いだ。その30分の泳ぎの中で何かをするから、何をしても「ダメに決まっている」と思うのである。この悲観的な見方については「うつ病者の考え方の特徴2――悲観的な見通し」（132頁）で詳しく説明する。

うつ病者は絶望したところから人生が出発しているのに、考え方が悲観的だといわれても、どうしようもない。考え方が悲観的なのは当たり前なのである。

そしてアメリカの精神科医カレン・ホルナイは、この絶望感は妬《ねた》みが発展してくる基盤であるという。

人のいうことを素直に聞けるわけがない。うつ病になった人からすれば、周りの人が何をいっても「誰も私のつらさをわかっていない」のである。

そして、その通りであろう。

4 「ほんの少し」の頑張りが、こんなにもつらい理由

アメリカの心理学者デヴィッド・シーベリーは「飽和の法則」ということをいっている。水で満たされたコップにそれ以上水を注いでもこぼれるように、人間にも限界があるという。[11]

うつ病者は疲れ果てているから、障害に対して極めて過敏なのである。「障害は乗り越え不可能と感じる」[12]。あるうつ病の女性は、ペンを探すことができないと考える。しかし目の前の袋の中にペンが入っていることを知っている。

要するに袋の中からペンを取り出すことすらできない。それほど心身ともに疲れ果てている。ペンを取り出すことだけができないというのではない。何もできないといったほうがいいかもしれない。

同じように、ある男性の車のタイヤがパンクした。彼は自動車のメカニックだったのであるが、自分には何もできないという思いに圧倒された。

タイヤがパンクする以前からすでに彼は、その状態を保っているのが精一杯なのであろう。そこにタイヤのパンクという新たな問題が出てきた。そこで「もう私には何もできない」と感じる。それは不思議なことではない。

タイヤがパンクする前から、彼はすでに新しく何かあったらそれに対処できないという心理状態のところまできていた。心身ともに消耗しきっていた。

もう何もできないところまで心身ともに枯渇しているところに、新たに問題が起きた。そうなれば自動車の修理工であっても、タイヤの交換はできない。

おそらく、そのうつ病者は自動車のことが好きではないのに、修理工になったのであろう。そして真面目に働いたのであろう。小さい頃から、自分に向いていないことでも一生懸命に努力したのであろう。

小さい頃から自分の体にムチ打って、無理に無理を重ねて生きてきた。嫌いな人に囲まれながらも、笑顔で生きてきた。

無理をしながらも、無理を顔に出さないで生きてきた。嫌いな人でも、「好きです」という態度で生きてきた。「嫌い」を隠し、無理を隠し、何が何だかわからなくなるまで、必死で生きてきた。

その苦しさ、つらさは、自分の適性に沿って生きることが許された人には想像ができないものであろう。

小さな子どもでも、遊んでいるときのシャベルが好きだから、夢中で遊んだあとにはシャベルをちゃんと洗っている。

うつ病になるような人が「疲れた」ということと、心理的健康な人が「疲れた」ということは意味が違う。「せっかく誠実に骨折ってもそれが効果的でなかったら、ただキリもなく消耗するだけです[13]」と、シーベリーはいっている。

心の疲れを癒す法

今述べたように、うつ病になるような人は心身ともに、疲れ果てている。生きるエネルギーは枯渇している。

ではなぜ、その人は生きるエネルギーが枯渇したのか？

なぜ他の人の生きるエネルギーは枯渇しないのか？

うつ病になるような人の生きるエネルギーの枯渇は、所詮《しょせん》は人間関係が原因である。

うつ病になるような人は、周りから適当に操られたり、脅されたり、こちらから相手に迎合したり、虚勢を張ったりしつつ、疲れ果てたのである。

好かれるために無理して取り繕うからいけない。飽和状態になった。

不毛な努力の結果、消耗したのである。

なぜそこまで疲れ果てたのか？

それは、サディストとマゾヒストの関係で頑張ったからである。

自分の内面からの望みを達成するために、耐えて頑張ったのではない。

サディストから傷《いた》めつけられることに耐えて、頑張ったのである。

「うつ病者を生み出す家庭の特徴」といわれるものがある。

主権的人物と服従依存の関係があれば、服従しているほうにマゾヒズムの傾向が出て当たり前である。

そして親の側が好意的サディスト――口では「あなたさえ幸せなら、私も幸せ」といいながら、子どもを束縛している親――である可能性がある。

こうした生き方を続けていれば、当然のことながら低い自己評価になる。

自分の判断で何かを決めることができない。何をするにも自分の意見ではなく人の意見に頼る。

そうしているうちに自分の意見そのものがなくなる。

うつ病者の特徴として、「意志の麻痺[14]」ということがあげられるが、服従依存の関係を長いこと続けていれば「意志の麻痺」になるのは当たり前である。

そもそも自分の意志があったら服従依存の関係を続けられない。

小さい頃からこうした性格ができあがってくると、大人になってからも、人との関係でつねにマゾヒスティックな立場をとるようになる。

うつ病者の夢は、心を不安にする、不愉快な、感覚に強く訴えるものである。

うつ病者は夢の中でも、奪われ、攻撃され、排除され、失敗する。(15)

ただ、悪いのがサディストのほうだけであると認識をしてサディストを恨《うら》んでいたのでは、うつ病者のエネルギーの回復はない。

サディストに狙われたのが、うつ病になった人の弱さである。サディストは弱い人を狙う。もし、サディストに狙われたときに、「オレではなく、あんたがうつ病になってくれ！」と出刃包丁をたたきつければ、相手は退《しりぞ》く。脅しをする人は、脅しに弱い。

心理的呪縛の中にいれば、呪縛の中にいると気がつかない。

相手に脅され、相手のいいなりになりながら、自分が相手に呪縛されていると気がつかない。

自然体で生きる

無理をしない自己実現の努力で、楽しい人生を送っている人がいる。

そういう人とうつ病者と、どこが違うのか？

日々の生活の満足感、日常生活の価値観、何を大切に生きているかという「心の軸」等々。

さらに自分の周囲にいる人たちと、楽しい人生を送る人の周囲にいる人たちとの違いは何か？

さらに自分と自分の周囲の人との人間関係と、楽しい人生を送る人とその周囲の人との人間関係の、何が違うのか？

それを考えれば、自分がうつ病に至った道が見えてくる。

「ああ、自分は質《たち》の悪い人たちとかかわって生きてきたのだな」ということが理解できる。

うつ病になった人も、もし生きることに疲れ果てた時点で「いかに生きるか？」を考えれば、人生は新しい局面を迎えた可能性がある。

うつ病になりかけたとき「今までの何がいけなかったのか？」を考えれば、人生は新しい局面を迎えた可能性がある。

しかしうつ病になるような人の周りには、そういうアドバイスをする人はいない。うつ病になるような人の周りには、貪欲《どんよく》に愛を搾取《さくしゅ》する人ばかりである。

うつ病になるような人は、人災の連続であった。人災なのに人災と意識していない。

小さい頃からの家族との楽しい食事の思い出がない人と、数々の思い出がある人では、人生がまったく違う。楽しい食事の思い出がない人は恐怖の中で生きてきた。そんな家に育った人と、ありのままの自分を受け入れられて育った人では、まったく違う世界に住んでいる。

子どもをありのままの子どもとして受け入れられない親は、子どもが嫌いである。

嫌われて育った人と、愛されて育った人では、生きてきた世界はまったく違う。

心理的健康な人の世界と、うつ病者の世界とは、大空を飛んでいる鷲《わし》と、暗い地下にいるモグラの世界以上に違う。

5 「憂うつ」の正体

怖くて依存症にまでいけないで頑張って、そこで憂うつになる人がいる。

毎晩多量の酒を飲んでいる人も、それをしてはいけないとわかっている。わかっているけど、やめられないのである。これがさらに進めばアルコール依存症である。

同じように憂うつも依存症的な性質をもっている。

アルコール依存症になれないのである。アルコール依存症にならない人は、毎晩酒を飲んではいけないとわかっているから、それをやめる。その点がアルコール依存症とは違う。

しかしアルコール依存症になるかわりに、憂うつになってしまったのである。

うつ病になるような人は小心で真面目だから、ギャンブル依存症にも、アルコール依存症にも、買い物依存症にも、薬物依存症にも、セックス依存症にもならない。

しかし憂うつになる。

いつも憂うつな顔をしている人は、憂うつ以外に自分の敵意を表現する方法がわからないのである。そこでいつも憂うつな顔をしている。

憂うつな顔をしたくてしているのではなく、憂うつな顔をしないではいられなくて、憂うつな顔をしているのである。憂うつ依存症である。

アルコール依存症の人が、アルコールを飲むまいと思っても飲まないではいられないのと同じである。

誰にでも「いい顔」をしてしまうから……

憂うつな人は、心の底に敵意がある。

その敵意は近い人との対決で解決できるのに、それから逃げたことで、敵意は〝隠された敵意〟となった。その無意識に追いやられた敵意にうつ病者は支配されている。つまり憂うつな顔をするまいと思っても、憂うつな顔になる。

何か面白くない。もっと周囲の人に自分の苦労を認められたい。近い人に自分の努力を認めてもらいたい。自分が頑張っていることをもっと認めてもらいたい。

しかし残念ながら、自分が望むように自分は認めてもらえない。そこで傷つき、憎しみをもつ。しかし憎しみを誰に直接向けていいかわからない。

その人に攻撃性を直接向けて、その人との関係が壊れることも怖いし、他方で「私はもっと立派な人間である」ということも、みなに示したい。

その結果、敵意は直接表現されないで、どうしても〝隠された敵意〟になってしまう。

もし憂うつな顔以外に敵意の表現の仕方を知っていれば、憂うつな顔をしなくなるだろう。

しかし〝隠された敵意〟がある限り、憂うつな顔をやめるわけにはいかない。

「怒り」が「憂うつ」に変わるプロセス

「憂うつな顔」は、本人には大変価値のあるものなのである。

憂うつな顔で「私がこんなに頑張っているのに、あなたたちは酷《ひど》い」という自分の感情を表現しているのだから、そうそう簡単に憂うつな顔をやめるわけにはいかない。

敵意という言葉に少し違和感をもつなら、「不満」という言葉でもよい。

「私がこんなに頑張っているのに、認めてくれない」という不満である。この不満をストレートに表現できない。

うつ病者の憂うつな顔は、心理的健康な人の憂うつを表現したものではない。うつ病者の憂うつな顔は、敵意や憎しみの変装した姿である。

これが理解できないから、心理的健康な人はうつ病者に対して「こんな恵まれた環境なのに、何でそんなに憂うつな顔をしているの？」と思ってしまう。


うつ病者が「苦しい！　苦しい！」と訴えるのは、苦しむことで〝隠された敵意〟を間接的に表現しているからである。

だからうつ病者は、苦しむことをやめられない。

苦しむことをやめたら、隠された敵意を表現する方法がなくなってしまう。あるいは良心の呵責《かしやく》を和《やわ》らげる方法がなくなる。

うつ病者にとって、苦しむことが最大の救いなのである。

うつ病者にとって緊急の課題は、敵意の放出である。生きるためには、敵意のはけ口を見出さなければならない。

エネルギッシュな人がこのようなことに苦しまないのは、敵意の処理ができているからである。心の中に〝隠された敵意〟がないからである。

「くやしい」という人・「苦しい」という人

精神科医の土居健郎《どいたけお》によると、くやしさは「外に向かう攻撃性が同時に内にも向いていることが特徴的であるが、このくやしさがさらに内向したときに、〝悔《く》やみ〟が生まれると考えられるのである。とにかくうつ病の場合にはもっぱら悔やみが前景にあって、くやしさはほとんど意識されていない。言い換えれば、くやしいと感じられる間はまだうつ病にならないのであって、くやしいと感じることもできない状況に追い込まれたとき、うつ病的な悔やみが始まると考えられるのである」という。「悔やみが精神の全体を侵したときがうつ病である」[16]。

物事が自分の思うようにいかないで「くやしいー！」と叫ぶような人は、うつ病にはならない。くやしいことをじっと我慢しなければならない人が、うつ病になる。

「くやしいー！」と悲鳴をあげるような人は、逆に相手をうつ病に追い込むような人である。愛を搾取する側の人である。

憂うつは、〝母親の愛〟を求めている。

心の中では「助けて！」と叫んでいるが、それを表現できない。周囲の人が嫌いだから、周囲の人に助けを求められない。

「助けて」といわないでも、わかってくれて助けてくれる。うつ病者はそういう人を求めている。

憂うつになるのは、怒りを抑圧するからである。

憂うつになるような人は、その抑圧した怒りの裏で「どうしたの？」と声をかけてくれる愛を求めている。

しかし怒りがあるから、素直になれない。

「あなたには、私の苦しみはわからない」といいながら、相手に絡《から》んでいるのである。本当にそう思っていれば離れていく。

うつ病者は自己評価が低い。自己評価の低い人は、つねに人から尊敬されたい、認められたい。

それなのに、相手が自分を尊敬していないような行動をとる。そこでカーッとくる。

自分の価値を剝奪《はくだつ》するような相手の言葉や行動にすぐに傷つき、腹が立つ。そしてカーッとなっても軽率な行動に出られない。

怒りの中で目一杯生きているから、人から傷つけられたことは忘れない。「怒りの中で目一杯生きている」というのは、無意識の領域で怒りが充満しているということである。

うつ病者は、どんなに表情や行動がやさしくても、心の中は怒りである。

この怒りをつねに表現できないでいれば、長い間には心理的におかしくなる。

いつも傷つきながら、その結果としての怒りを心の底に閉じ込めてしまう。

自己評価の高い人なら、そこまでいつまでも傷ついていない。つまり、そこまでつねに怒りを心の底に閉じ込めていない。
だからうつ病にはならない。

「傷の手当て」より大切な「心の手当て」とは？

1997年3月のアメリカのABCニュースが、朝のニュース番組でうつ病の特集を1週間放映した。そのときに、アメリカではうつ病者の10％しか医者に行かないといっていた。

医者にも行かず、食事も気にせず、運動もしないで、悩んでいるうつ病者に対してはどう考えればいいいか。

なぜ医者に行かないのか？
なぜ食事療法では気に入らないのか？
答えを先にいえば、うつ病者は苦しい気持ちを理解してもらいたいからである。それが先なのである。運動すればいいといわれたのでは、たとえ治っても困る。

うつ病者が求めているのは、何よりも「自分のこのつらい気持ちをわかってくれ」ということなのである。

うつ病者が「慰めてほしい、注目してほしい、哀れんでほしい、やさしくしてほしい」とつらい気持ちを訴える。すると周囲から「あなたはマイナス思考よ、もっとプラス思考にならなくては」と片づけられる。


しかしうつ病者のマイナス思考は、愛情要求の現われなのである。同時に周囲の人に対する憎しみの間接的表現である。この憎しみが、もっともらしいマイナス思考に変装しているに過ぎない。

だからうつ病者には、マイナス思考は価値がある。

「あなたはマイナス思考よ、もっとプラス思考にならなくては」という人は、うつ病者がマイナス思考によって、まさに「この私」に対して恨みを晴らしているということに気がつかない。

「もっとプラス思考に」とアドバイスしている人は、目の前の人が自分に復讐《ふくしゅう》しているのに、「あなたは復讐してはダメよ」といっているような〝おめでたい人〟なのである。

うつ病の回復には、憎しみの感情に理解を示すことが大切である。

なぜか？

それは、子どもが怪我《けが》したときを考えればわかる。そのときに必要なのは、子どもをまず安心させることである。

うつ病者にいい治療があるといってすすめて、それを受けないと嘆くのは、「高級な離乳食をあげているのに、この子は成長しない」と嘆いている母親のようなものである。

幼児が膝《ひざ》を擦《す》りむいて、母親のところに泣いてきた。母親に抱きしめてもらいたいからである。しかし母親はその子を置き去りにして、薬局に傷薬と包帯を買いに走る。傷を手当てして「もう痛くないわよ」という(17)。

子どもの傷口を手当てすることが治療ではない。うつ病者もそれと同じなのである。

私が50年近く、悩んでいる人に接してきて自信をもっていえるのは、うつ病者が求めているのは傷口を手当てすることではない。

求めているのは、母親が与えてくれる安心感なのである。

その母親が「驚いたんでしょー、大丈夫よ、痛みさん、痛みさん、飛んでいけー」ということが、子どもには必要なのである。

子どもは医者よりも母親が助けてくれると思っている。血を見た恐怖感、不安感……。ここで母親が子どもを抱くことで、その不安が消えて治療になる。

自分の感情に耳を傾けてみよう

つまり大切なことは、うつ病者の感情を吐き出させることである。

うつ病になるような人は、ものすごい憎しみがある。しかしそれを外に出せなかった。

憎しみを放出させるための方法のひとつは「書くこと」である。うつ病者にとって大切なのは、自分の憎しみを書くことである。

「筆記療法」といわれるものがある。話すことによる治療と同じように、書くことが治療につながるという考え方をベースにしたものである。

心理学者ジェイムズ・W・ペンベイカーたちの研究では、41人の大学職員をふたつのグループに分け、4週間にわたって週に一度、一方のグループには心の傷となった出来事について、もう一方のグループには一般的な話題について、20分間作文を書かせた。

自分の心の傷となる出来事について書いたグループで肝臓機能の数値に改善が見られ、常習的欠勤が減少した。

また、50人の大学生を対象に行なった研究がある。

4日間にわたって毎日20分間、心の傷となって残っている出来事について書いた25人の学生は、書かなかった学生に比べて免疫細胞の活性が高いことがわかった(18)。

これはセラピストの指導の下に書くのでなくても、自分ひとりで書くことも心理的回復になるという主張である。

それに対して、セラピストのきちんとした指導の下の「筆記療法」といわれるものもある。

「身体的症状と日常の出来事について、とくに感情的側面を意識して日誌をつける。それによって、セラピストもクライアントも、症状と日常生活のその他の要素との関連を認識することができる[19]」。

うつ病と自分を切り離すコツ

うつ病になるような人は、根本の問題を整理しようとしていない。

そういう人こそ、本当は書くことが大切なのである。書くことで整理をする。

「身体を通じて感情を表出するクライアントに対しては、感情を言葉にするだけでなく、それらを紙に書き出すという行為が重要である。感情を書き言葉として外に出すことで、はじめて内的な自己を取り戻すことができ、真の体験ができるのだ[20]」。

誰に見せるのでもない。本当のことを書く。「あいつを殺したい」と書いてもいい。出さない手紙だから警察に捕まることはない。

そして翌日はその紙を燃やして、バンジョーを抱えて旅に出る。

そして旅先で「あんなやつらがいなくても、オレは生きていける」と叫ぶ。

そして次に「さー、これで終わりにしよう」と叫ぶ。

それをしないと先にいけない。


今、「バンジョーを抱えて」といったのは、バンジョーはアメリカで奴隷であることを強要されていたアフリカ人がつくった楽器だからである。

うつ病になった人は、今まで心の奴隷だった。

リンカーンの奴隷解放宣言は1863年である。それから何年たったというのか？

それなのにいまだに心の奴隷解放は行なわれていない。それがうつ病である。

奴隷解放宣言の前には逃亡奴隷法があった。逃亡中の奴隷を見つけたら、かくまわずに主人に渡さなければならない。

心の奴隷についても同じである。うつ病から回復しようとする人に、偽りの規範で心に手錠《てじょう》をかけて、回復を妨害しようとする人もいる。

6 なぜ、「うつ病は2週間で治る」のか？

本章の最後に、「うつ病は重症でも2週間で治る」という言葉の意味を、少し考えたい。「毎朝人の喜びになることを考える」とはどういうことなのか。

それを誤解すると、「うつ病は2週間で治ることなどないだろう」と思ってしまう。「いい加減なことをいうな」となってしまう。

「いい加減なことをいうな」と思って、怒りをこの言葉に向けてしまう人がうつ病になるような人で、かつ、うつ病が治らない人である。

たとえば「治療は食事」といったとする。すると「そんな馬鹿な」と怒る。しかし、現実を見れば、エネルギッシュな人は食事を重視している。

大切なのは、「苦しい！」と「嘆く」ことに注意を向けることではなく、「治る」ことに注意を向けることである。アドラーの言葉を言い換えれば、「思いやりをもてば、うつ病は治る」ということである。

ただうつ病者が、思いやりのような社会的感情をもつことは極めて難しい。そもそも社会的感情がないから、うつ病になったのである。

治らないのは、表現できない心の底の憎しみを向けやすい人に向けて、本当の自分の憎しみの原因から目をそらしているからである。

さらに、もし現実に思いやりのあることを実行しようとしても、億劫になる。やる気はあるけど実行できないという結果になる。いざとなるとそのエネルギーがない。

つまり本当に他人に喜びを運んでいくことを毎朝考え、さらにそれを実行するのは難しいが、実行すればうつ病は2週間で治る。

私にいわせれば、「今日はあの人たちを驚かして楽しませてあげたい」と思ったときには、2週間どころか、うつ病はすでに治っている。

しかしうつ病になるような人は、相手にこれをすれば喜ぶとわかっていても、それを実行するエネルギーがない。まさにアーロン・ベックがいうように、うつ病の特徴のひとつである積極的動機の欠如である。[21]

アドラーのいうことは「もし」以下のことを考えれば、うつ病の本質を突いている。同じ表現ではないが、同じような意味のことをいっている人は他にもいる。

たとえば「うつで苦しんでいる人は自分にとらわれている」[22]という。

アドラーが主張しているのはこの、自分にとらわれている気持ちから、うつ病者が抜け出ることである。自分にとらわれている気持ちから抜け出せれば、うつ病は2週間で治るといっているのである。

問題は、うつ病になった人はそう簡単に、自分にとらわれている気持ちから抜け出せないことである。

私にいわせれば自分にとらわれている気持ちから抜け出せれば、うつ病は2週間どころか、2日で治る。いや、抜け出せたときには治っているといってよいだろう。

さらにシーベリーも「あなたは困難を解決することに注意を向けなければいけません。自分自身に注意を向ける必要はありません[23]」と、同じようなことをいっている。

自分が直面している困難な問題を解決することに注意を向け、それに生きるエネルギーを使えば、うつ病は2週間で治る。いや2日で治る。

しかしうつ病になるような人は、なかなか困難を解決することにエネルギーを向けられないし、逆に自分自身の心の葛藤に注意を向け続けてしまう。

その嘆く心の習慣をどう乗り越えるかが問題なのである。

ではなぜ、うつ病者は困難を解決することに注意を向けないで、ただ「苦しい、苦しい」と嘆いているのか？

うつ病になるような人が「苦しい、苦しい」と嘆くのは、くり返しになるが、第一に憎しみの間接的表現である。憎しみを表現している以上、そう簡単には嘆くことをやめられない。

第二に、じつは嘆くことによって相手に受け入れてもらおうとしているからである。嘆きは言い訳である。

人から受け入れてもらうために「私はいい加減な人間ではありません、立派な人間です、それをわかってください。それが証拠に、こんなに苦しんでいます」と叫んでいる。相手から好意を得ようとして必死になって嘆いている。しかし逆に相手の中に嫌悪の感情を生んでしまう。

だから、あなたはうつ病になった

うつ病になるような人には驚くほど様々な〝勘違い〟がある。必死になっているのだが、やっていることがことごとく逆効果をもたらしてしまう。

「苦しい、つらい！」と嘆くのは、ひと口でいえば「私をもっと愛してください、もっと慰めてください」という意味である。ということは、うつ病になるような人は、小さい頃から自分の本当の気持ちを、誰にもくみ取ってもらえなかったということである。

うつ病の原因と治療は深くかかわっている。

その原因が自分へのとらわれである。２週間というのはそのとらわれを治す時間である。

「私はあなたたちとは違って、桁違《けたちが》いの苦しみを味わっているのです」という自分の気持ちを誰もくみ取ってくれない。だから、関心が自分の外にいかない。注意は「私の気持ちをわかって」ということだけに向いてしまう。

多くの人は、うつ病になるような人に趣味をもつことをすすめる。すすめることは簡単だが、自分の心の葛藤にとらわれている人が、趣味をもてる人間になることは極めて難しい。

それはうつ病者が自己疎外された人間でなくなることであり、他者に対する興味と関心をもてる人間になることであるからだ。

低い自己評価もうつ病者の特徴であることはよくいわれる。劣等感の症状は、オーストリアの精神科医ベラン・ウルフのいうように、利己主義である。

劣等感の深刻な人には、他人のことを思う心のゆとりはない。あるのは「自己執着」だけである。

うつ病になった人は好きなことをしてこなかった。というよりも、好きなことをしてこなかったという感覚そのものがないことがある。

そこでうつ病になるような人は、自分のどこに問題があるのかが理解できない。

つまり「なぜ自分がうつ病になったのか?」が理解できない。

偽りの自分で生きたのが、あまりにも長かった。自分を押さえ込む「重し」があまりにも重かった。

この本でどこに問題があったのかを理解したい。

愛されている自分に気づく

ひと口にいえば、うつ病の原因は愛されていないことであり、愛されていても愛されていると感じられないことである。

人は愛されるから、愛する気持ちが出てくる。

そして自分の側に思いやりの気持ちが出てきてはじめて、人の思いやりの気持ちを感じられる。

思いやりの気持ちはどうして生まれるかといえば、鶏と卵である。残念ながらうつ病者は悪循環している。うつ病の症状は消耗し尽くしていることである。

治療は自己分析、自分に気づく。原因がわかれば解決する。

自分が満足していないのに、人にやさしくすることを求めても無理である。

つまりうつ病の人が、「人のため」に何かをすることは考えられない。

うつ病になるような人は表現できない憎しみを抱えて、人をいかに見返すかを考えているのに、逆に人をいかに喜ばすかは考えられない。

お腹が空いている人に対して、「他の人にあなたのパンをあげなさい」はない。

「うつ病は重症でも2週間で治る」は、うつ病がどういう病かを理解するための言葉である。

自分が助けてほしい。それなのに「人のために自分は何ができるか？」とは考えられない。自分は誰に助けてほしいかさえわからない。

うつ病はときに呼吸するのも、つらい。心が瀕死《ひんし》の状態である。五感が麻痺して動けない状態をうつ病という。だから先にいけない。

貧困で幸せな人は沢山いるが、孤立して幸せな人はいない。

うつ病者はどんなに社会的、経済的に恵まれていても、不幸である。心理的に孤立している。

でも幸せになる道はある。うつ病は重症でも2週間で治る。

薬物治療という狭い視野でアドラーの思想やうつ病を考えていたら「うつ病は重症でも2週間で治る」という言葉は無理である。

第2章

何が「自分の人生」を苦しくしているか？

1 うつ病者は「理解」されない

うつ病になるような人は、とにかく責任を避ける。問題を解決することを避ける。そして今、満足を求める。(24)

うつ病者の求めているものは「お金を払わないで、ものを買う方法を教えてください」ということである。

うつ病者が心の底で求めているのは、イギリスの精神分析家ジョン・ボウルビィのいう「愛着の有効性」である。わかりやすくいえば、「母なるものをもった母親が、自分の望むときにそばにいてくれること」である。だからうつ病者は、母親にあやしてもらいたい。育てられたい。周囲の人がそういう態度でないと嬉しくない。

その態度をはたから見ると、我《わ》が儘《まま》である。

しかしうつ病者はまだ基本的な欲求が満たされていないだけの話である。だから周囲からは我が儘に見えるが、本人は我が儘とは思っていない。

しかしうつ病になるような人は、その我が儘を直接的に表現できない。心は欲求不満なのに、行動は我が儘でなくなっている。それで、にっちもさっちも動けなくなっているのである。

我が儘放題で、はたからは「完全にスポイルされた」と見える人もいる。

うつ病になるような人のほうは、いつも「立派なフリ」をしているが、心の中は立派ではない。だから「立派なフリ」はエネルギーを消耗させる。

うつ病者は退行欲求を満足させること以外に、何かをして満足することはない。何をしても満足はない。満足がないということが、うつ病者の共通した症状である。(25)

退行欲求以外に欲求はないのだから、何をしても満足がないのは、ある意味で当たり前である。だから好きなものがない。

つまり周囲の世界に対して退行欲求しかないのに、周囲の世界はその退行欲求を満たしてくれない。先に書いたように「誰かにあやしてもらいたい」のに、周囲の人はあやしてくれない。

そうなると周囲の人が何をしてくれても、うつ病者は不満になる。「これをしてほしい」ということをしてくれないのだから、不満になるのは当たり前のことである。

しかし周囲の人からすれば、「こんなにいい生活をしているのに、何が不満なの?」ということになる。「こんなにみながしてあげているのに、何が不満なの?」ということになる。その「してあげていること」が「してほしいこと」ではない。

うつ病になるような人と周囲の人では、この「ずれ」があるから、うつ病になるような人はいつもイライラしている。

社会的、経済的に恵まれていても、日常生活はいつもすべて不満である。

「うつ病者を励ましてはいけない」本当の理由

普通の人は、励まされているときに「あー、この人は自分に、心の杖《つえ》を貸してくれているんだな」と思える。しかしうつ病になるような人は、その杖さえもムチに見える。「あやしてもらっている」のではないから。

同じものがうつ病になるような人には「ムチ」に見えるし、普通の人には「心の支え」に思える。その「ずれ」を理解しないから、「励まし」がうつ病者を傷つけるのである。

自分がしてほしいことは、誰もしてくれない。

日常生活は本人からすれば、我慢の連続である。その不満を外に表現できない。

誰も「私はどうしようもなく不満だ」という、この気持ちをわかってくれない。

こんなときに、もしうつ病者の退行欲求に理解を示す人がいれば、「あの人だけは、わかってくれる」と思い、「あの人のためなら何でもしたい」という信頼感が生まれる。

その信頼感が生きるエネルギーになる。

ただ、うつ病者の周囲には、残念ながらそういう人がなかなか現われない。

うつ病者が何を求めているかがわからない、的確につかめないということは、うつ病者と周囲の人とが心理的に遠い距離にあるということである。

もちろんうつ病者のほうも、周囲の人の気持ちに共感できない。

共感できないうつ病者は心の底で、いつも「ひとりぼっち」という「仲間はずれ意識」

に悩まされている。

共感できないから、うつ病になるような人も周囲の人のために一生懸命に頑張るが、周囲の人がしてほしいことではないことばかりをする。

そこでお互いに一生懸命でも、お互いに相手に不満がある。だから、お互いに気持ちが打ち解けない。

お互いに求めているものがまったく違うということが、どうしても理解できない。

「結果」ばかり気になってしまうのは……

くり返しになるが、うつ病者のおおもとの欲求は、母親があやしてくれることである。とにかくあやしてほしいということに、気持ちがいっている。

すべてのことはそのかわりのものだから、何をしてもらっても本当の満足はない。「もっと、もっと」になる。

何をしても真の満足がない以上、何かをしたら、その結果として業績を求めるのは当たり前である。

何かをするときの目的は価値達成であり、欲求達成ではない。「それをしたい」という欲求を達成することではない。それをしたら価値があるというからそれをする。

欲求達成タイプの人は、それをして満足する。それ以外のことは付随してくれば嬉しいし、付随してこなくてもいい。

うつ病者は退行欲求が満足したあとではじめて、それ以外の欲求が出てくる。

デートをしても、旅行をしても、映画を観ても、スポーツをしてもそれが何らかの利益につながらないと満足できない。何か物足りない。

デートをしても、もうひとつ何かが欲しい。それが価値達成タイプの人のデートである。デートそのものから満足が得られれば、利益はいらない。利益がなくても満足しているのが、欲求達成タイプである。

何かを食べて、おいしいだけで満足できる人と、おいしいだけでは満足できない人の違いである。

おいしいものを食べたいというのは欲求である。そのおいしいものを食べて、それだけで満足するのが欲求達成タイプの人である。

「この満足がなくなっていくことが、うつ病という病の中心的特徴である」(26)。うつ病が進行するにつれて、満足の得られない活動が生活全域に広がる。

価値達成タイプの人には本当の満足の体験がない。それがあれば、心の支えになる。

価値達成タイプの人にとって、欲求達成タイプの人はある意味で異邦人なのである。逆も同じである。


人は心が満たされていないと、紙屑《かみくず》ひとつ拾えない。心に余裕がないと、シャワーを浴びるのも面倒臭い。

タバコの吸い殻を道路に捨てていく人を見ればわかる。心が満たされていない顔をしている。歩き方からして欲求不満を表わしている。

しかしそれを片づける人は、心が満足している顔をしている。心が豊かになってはじめて、部屋の整理整頓もできる。それ以前の整理整頓は恐怖と不安からである。部屋を綺麗にしようという気持ちは、心の満たされた人の気持ちである。

うつ病者が部屋を片づけようとすると、完全に片づけようとする。

その第一の原因は、過程を大切にして生きてこなかったからである。

第二の原因は、うつ病者の心が満たされていないことであり、その結果、なぜ片づけるかがわかっていないことである。

片づいているほうが気持ちよい。綺麗なほうが気持ちよい。普通の人は、できれば気持ちよく生活したい。シャワーを浴びるのもさっぱりしたいからである。

うつ病者は五感がわからないから、過程が大切でない。

普通の人はなぜ片づけるのかがわかっている。片づける目的がわかっている。だから片づけられる。

さっぱりしたいからシャワーを浴びる。シャワーを浴びる目的がわかっている。

うつ病になるような人は自分が何者で、何をするために生きているのかがわからないのである。

部屋を散らかしっぱなしでも御飯をもってきてくれる、怠けていても許される——そんな環境をうつ病者は求めている。自分も人も信じられなくなったうつ病者は、どうしたら甘えさせてくれるのかを毎日考えている。

2 「孤独」と「うつ」はつながっている

「お金がない」といえば、「そう、大変ね」と理解してもらえる。

しかし「幼児性が満たされていない」といっても「そう、大変ね」とは理解してもらえない。つまり「退行欲求が満たされていない」といっても、「かわいそうに」とは理解してもらえない。

「食欲が満たされていない」といえば、それは大変だとなる。

しかし幼児性が満たされていない者は、まだ幼児として甘えながら毎日を遊んでいたいのである。本当に望んでいることは、幼児のようにして毎日、無責任に遊ぶことである。

それ以外には、本当に楽しいことはない。くどいようだが、彼らが本当に望んでいることとは「お母さんにあやしてもらいたい」ということである。

うつ病者に楽しいことがないというのは、そういうことである。

うつ病者は本当にしたいことをして生きていない。だから生きることがつらいのである。他人からは、「あんないいことばかりしていて」と見えるかもしれないが、うつ病になるような人が本当にしたいことは、そのときにしていることではない。

うつ病者がしているのは、ときに自分の傷ついた心を癒しているかもしれないが、本当にしたいことではない。だからいくら社会的あるいは経済的にいいことをしていても、少しも楽しくはない。

たとえば立派なことをして誉められる。でも、それはうつ病になるような人が本当にしたいことではない。

うつ病者も、もし外の世界に関心がいけば治るのだが、それが難しい。「お母さんにあやしてもらいたい」という気持ちが強すぎて、他人の幸せに関心がいかない。

他人の幸せを考えて、それを実行する。それはうつ病になった人にとって、最も難しいことなのである。だからそれができれば、「うつ病は重症でも2週間で治る」といっているのである。

「本当の友達」はいますか？

たとえば、ある子どもに本当に好きな人がいる。その人といると、ありのままの自分でいられる。その人と遊んでいると楽しい。その人といると楽しい。

しかしその人は、周囲の人から承認されていない。その人といると「よい子」になれない。立派な人になれない。

そこで一緒にいても楽しくない人と一緒にいる。楽しくはないが、「よい子」になれる。周囲の人から誉めてもらえる。

そこで一緒にいても楽しくない人といる。

うつ病になるような人は、そんな心理状態で生きてきた。それが長く続くうちに自分が本当にしたいことは何かがわからなくなった。

それがうつ病者であろう。

自分では誰といると楽しくて、誰といると楽しくないかがわからない。だから何をしても楽しくないのである。

　しかし無意識ではわかっている。それがうつ病者であろう。

　本当に一緒にいて楽しい人といれば、うつ病は治る。しかし、意識の上では自分が今、誰といれば楽しいのかがわからない。

　うつ病になるような人にとって、嬉しいことと楽しいこととが両立しない。矛盾している。

　うつ病者は楽しいという体験をあまりにも長いこととしていないから、もう何をすれば楽しいかも、楽しいことはどういうことかも、わからなくなっている。さらに楽しいことを体験する能力そのものを失った。

　そして、もしそれをすれば楽しいということがわかったとしても、それをして、今もっているものを失うのが怖い。

「心を強くする」効果的な方法

小さい頃、「その人に同一化する」ということは、「その人といると楽しいという人といる」ことである。

そういう人がたくさんいれば、青年期には自己同一性の確立ができている。まさに自我基盤の脆弱《ぜいじゃく》とは正反対である。

ところが小さい頃から大人になるまで、そういう人と一緒にいなかった。その結果、自我の基盤が脆弱になる。

それ以後は悪循環である。

自我の基盤が脆弱だから、周囲の人から認めてもらえるような人とかかわっていく。一緒にいて楽しくない人と一緒にいることで、自我の基盤がますます脆弱になる。

そして自己疎外される。その結果、ますます自分の内面の空虚さを補うために、周囲の人が認めてくれるようなことをしようとする。

楽しいことをしても基本的不安はその場ではなくならない。

これもまた悪循環である。その場での安心を求めて内面がどんどん崩壊する。

一緒にいて楽しい人といるか、一緒にいて楽しくはないが自分が認めてもらえる人といるかの選択で、基本的不安がある人は、つねに一緒にいて認めてもらえる人といるほうを選択する。

人は不安を回避するために楽しいことを放棄する。しかし楽しいことをすることで自我同一性は確立してくる。

うつ病者はこの、人としての矛盾を自覚して乗り越える以外にはない。うつ病になった段階で、小さい頃からの自分の人間関係をじっくりと反省してみるしかない。

あの人とつき合っていたのは、楽しいからか、それとも周囲の世界から認めてもらいたいからか。あるいはあの人といるときは、何も成果を求めていなかった、会っているだけで満足していた。そういう人がどのくらいいるか？

うつ病者には、おそらくそういう人は誰もいないであろう。

そんな人と一緒にいてもひとつも楽しくない。でも認めてもらえる。こちらはよく自分を見つめてみれば、たくさんいるに違いない。

その我慢が、大切な人を遠ざけている

その人といても少しも楽しくない人と、いつも一緒にいた。

「その人とこんなことをしていても、ちっとも楽しくない」。そういう人といることで、いつのまにか「この人といても楽しくない」という感じ方すらできなくなった。

本当は「あの人と遊んでいたい」と思う。でもその意識を無意識に追いやる。

それで一緒にいても楽しくない人と、楽しそうな仮面をかぶって一緒にいる。

本当はその人といたくないのに一緒にいるうちに、自分が誰と一緒にいたいのかも、わからなくなる。

本当はまだあの子と、どろんこ遊びをしていたい。しかしお母さんやお父さんに「よい子」を演じながら、「よい友達」と一緒にいる。あるいは「立派な人」と一緒にいる。

この年月の積み重ねの中で、「楽しい」という感覚を失った。

親に気に入られるために好きでない人を「恋人」にして、その恋の実現に頑張ったのがうつ病者。好きな人との恋の実現に頑張ったのが、逆境に強い人である。

「あの子といると楽しい」という子といないで、あるいは「楽しい」と思うことをしないで、周囲の人に気に入られることばかりしているうちに、楽しいという感覚を失った。

このことは大きい。物事への興味と関心を失ったのである。

楽しいとは、誰に認められなくても、誰に誉められなくても、何のプラスをもたらさなくても、それでも十分に満足することである。

「あの人といると楽しい」とは、その人といて時間の経つのを忘れ、時間がくると満足しているような人である。

劣等感のある人などは、自分の利益にならない人といても、十分には満足しない。自分の仕事にプラスにならない人といても満足しない。

楽しいとは、何もなくてもその時間に十分満足することである。

別に楽しいイベントがなくても楽しいということである。旅行をする、食事をするというようなことがなくても、十分に満足することである。

この「楽しい」という体験こそ人生の土台である。うつ病者には、その土台がない。うつ病者は夢中になって何かに参加したことがない。無理しているから疲れる。リラックスして話していることがない。

真剣に話すことがなかった。人との会話がなかった。

興味のある話に参加した経験がない。

興味のない話は疲れる。興味のあるフリをしているから疲れる。

小さい頃から楽しいという体験があるのとないのとでは、日常生活の感覚が違う。楽しいという体験があり、楽しむ能力がある人の生活は、ゆとりがある。急《せ》かされていない。今日を楽しく生きていれば、人が助けてくれる。ときには仕事もくる。

しかしうつ病になるような人は楽しく生きていないので、助けてくれる人がこない。

楽しいことを達成すると、その上の期待ができる。うつ病者を悩ませた非現実的なほど高い期待は、万一達成されても焦りしかない。

3 「成功者」「優等生」の人生を疑う

うつ病になるような人には、「たわいもないこと」に興味をもつことがない。

小さい頃から楽しいという体験がない人の生活は、経済的にゆとりがあっても、心のゆとりがない。いつも急かされている。

うつ病になるような人には生きる知恵がない。

知恵は精一杯生きている人には無理である。知恵はゆとりのある人が身につけているもの。知恵の人は「面白さ」を教えてもらっている。それが五感教育。損得のない教育。

精一杯なうつ病者は、ものの教育、損得の教育だけしか受けていない。「ゆとり教育」という名前でも、結局は損得の教育だった。

だから食事の味もわからなくなった。

今は損得の教育。五感教育と反対のことをしている。

競争教育も反対のことをしている。

ある親が子どもたちに、マンゴーとパパイヤのプリンを買ってきた。味覚のない子は値段の高いものを選ぶ。

また、ある子どもたちがシールを貼り換える。損得の教育、競争教育をしっかりと受けている「よい子」は、やはり値段の高いものを選ぶ。

こんな考え方、生き方をしていれば、いつも生きることが不満になる。

うつ病になるような人は、判断基準が間違っている。


うつ病のことを「大企業症候群」という人もいる。彼らは名門大学を優秀な成績で卒業したかもしれない。青春を犠牲にして入学した大学で色々な教育を受けたが、本当の教育はどこでも受けていない。

学校は色々なことを教えてくれる。しかし「スクール・スマート」になっても、「ストリート・スマート」ではない。

「ストリート・スマート」は、おいしいがわかり、綺麗がわかる。匂《にお》いがわかる。楽しいもわかる。「あいつはずるい」もわかる。

神経症のエリートと落ちこぼれの楽天家と、どちらが現実に生き残るか？　明らかである。

この本のタイトルの言葉をいったアドラーは「ストリート・スマート」。

「趣味をもて」という言葉のムチ

うつ病になるような人に、よく「趣味をもちなさい」というアドバイスをする人がいる。

しかし小さい頃から楽しいという体験がないのに、「趣味をもちなさい」というアドバイスをするのは、馬鹿げている。

趣味がもてるような人であれば、もともとうつ病にはならない。趣味がもてないようなパーソナリティーだから、うつ病になったのである。

小さい頃からの楽しいという体験が積み重なって、大人になって趣味がもてる。

それなのにうつ病者に「趣味をもちなさい」というアドバイスをする人は、手足を縛られている人を水の中に放り込んで、「泳ぎなさい」とアドバイスするようなものである。

まず、手足を縛っている縄をほどいてあげることであろう。そうすれば「趣味をもて」といわなくても、趣味をもつだろう。

うつ病になるような人に「趣味をもちなさい」というアドバイスをすれば、当然趣味はもつべきものとなり、苦しみをもうひとつ追加するようなものである。

「趣味をもちなさい」というアドバイスはうつ病を悪化させることはあっても、改善させるようなことはない。

「趣味をもちなさい」というアドバイスではなく、「趣味をもてる人間になりなさい」ということである。

それは自己疎外された人間でなくなること、興味と関心をもてる人間になることである。

うつ病になるような人は、「本当はあれをやりたい」ということがありながら、つねに違ったことをしてきた人である。しかも自分が「本当はあれをやりたい」ということを、意識すらしていないことが多い。

「本当はあれをやりたい」ということは、子どもの頃にやり残したことかもしれない。単純な子どもの遊びかもしれない。それをしていると楽しいということである。それは、今していることとはまったく違う。

だから、今していることは「つまらない」。

その「つまらない」ことを何十年も真面目にやり続けて、生きてきたのである。「つまらない」と愚痴《ぐち》をいうこともなく、「つまらない」と意識することもなく。

そしてうつ病になった。

「あの人と遊んだら楽しいだろうなー」ということが無意識にありながら、楽しくないことをやり続けて生きてきた。

成功しても「不安」が消えないあなたへ

そんな生き方は、周囲の人々からは誉められたかもしれない。しかし生きる楽しさを体験しないうちに、楽しむ能力を失ってしまった。

楽しむ能力を失ってしまった人にとって、残された道は「上昇志向」である。しかし上昇志向で成功しても、結果はより不安にさせるだけである。あるいは失敗して無気力になるかである。

失敗しても成功しても内面は破壊されている。それが「上昇志向依存症」である。いき着くところまでいかないと、上昇志向は治らない。

楽しいことを体験した人の上昇志向と、楽しいことを体験していない人の上昇志向はまったく違う。

楽しいことを体験した人の上昇志向は、心の安らぎがある。望ましくないときにはやめられる。つまり依存症ではない。

楽しいことを体験しない人の上昇志向は依存症である。それが望ましくないと本人がわかってもやめられない。

先に「失敗しても成功しても内面は破壊されている」と書いたが、その内面の破壊は日常生活に現われる。

楽しいことを体験しない人は仕事以外の日常生活で、人とどうかかわっていいかわからない。人と協力できない。話していて楽しいという人がいない。日常生活が楽しくない。

むしろ日常生活はつらい。

仕事に逃げていられるときには、内面の破壊は隠しおおせるが、仕事に逃げていられなくなると、その内面の破壊が表面化する。

それがうつ病であり、不眠症であり、自律神経失調症であり、燃え尽き症候群であり、スチューデント・アパシー（学生特有の無気力感）などである。

うつ病でも真面目に頑張っていた、燃え尽き症候群でも一生懸命に頑張っていた、スチューデント・アパシーでも無理して頑張っていた。

しかしみな、楽しいという体験がなかった。みな、「これをしたい」という欲求を無意識に追いやって、黙々と「つまらないこと」をし続けた。

その無理な努力で、疲れる。そうすれば無気力にならないほうがおかしい。

「この人といると何もなくても楽しい」ということを体験しないで、「つまらないこと」だけを一生懸命に頑張っている。それだけでは、最後は挫折する。

パーソナリティーは段階を踏んで発展することはすでにわかっている。子ども時代がないで、いきなり大人にはなれない。

彼らは心理的成熟の段階を追わないで、社会的にだけ大人になってしまったのである。

だからまずとにかく「何もしなくても、一緒にいるだけで楽しい」というような人を見つけることである。今までの富を見つける情熱で、そういう人を見つける。

今までの学歴や仕事にかけた情熱を、人探しに向ける。

「自分は楽しいという体験をしてこなかった」という人は、自分を責めないで、人を責めないで、現実を認めること。

楽しむ能力のある人は、何でもない日常の事柄を楽しむ。それに興味があるから。

たまたますれ違った人との会話を楽しむ。内面が躍動しているから。

理想と現実のギャップ

「うつは、非現実的なほど高い理想の要求に応えられない現実によって、簡単に起きてくる」[27]という。要するに、うつ病になるような人には自己実現の喜びの体験がない。

親から非現実的なほど高い期待をかけられた子どもは、それを実現できない自分に怒りを感じるし、周囲の世界は自分を拒否していると感じる。

そこで、世界と自分とは対立していると感じるようになる。つまり、世界は自分を否定していると感じる。

その非現実的なほど高い期待をかなえたときにのみ、世界は自分を受け入れてくれると感じる。

そして受け入れられようと、自分でない自分を演じる。その結果、生きることは楽しくなくなっていく。


楽しみを知らない人は、この人にはこう思われたい、あの人にはこう思われたいと思い、必死で努力する。そこで疲れてしまう。

気に入られるために、およそその人らしくないことをやり続けた。

受け入れられる努力をすればするほど、心の底ではいよいよ孤独になる。自分でない自分を演じれば演じるほど、ありのままの自分を、自分が嫌いになる。

こうしてうつに追い込まれる。

では、どうしたら人生を楽しめるか？

答えは簡単である。非現実的なほど高い理想の要求に応えない。「私はネコです」といえばよい。「私はサケです」といえばよい。「私はキツツキです」といえばよい。

「高い理想」をいうから、おかしくなる。高い理想でも何でもない。それはうつ病になった人を「食い物」にした、周囲の人の脅しである。「戯言《ざれごと》」である。

その脅しを真に受けた弱さと愚かさが、うつ病の原因である。


もう一度いう。

周囲の人間の質の悪さと、本人の弱さと愚かさがうつ病の原因である。

親をはじめ、周りにいた人がもし立派に見えたとしても、その人たちは単にうつ病になった人から生命力を吸い取って、自分の空虚感を満たしていたに過ぎない。

親は「親の愛」という名で、うつ病になった子どもに寄生虫のようにしがみついた。

友達は「友情」という名で、うつ病になった人を「食い物」にした。

会社は「義務」という名で、うつ病になった人の人格を萎縮《いしゅく》させた。

うつ病になった人は、自分がうつ病になったという事実から目をそらしてはならない。

自分は義務感・責任感が強くて、真面目に一生懸命働いて、それで結果としてうつ病になり、人のお荷物になった。

憎しみでお金儲《もう》けをする人がいる。憎しみで武装し、強盗をする人がいる。

うつ病者は模範的市民で強盗はしないけど、周囲の人には迷惑な存在である。

自分は何を間違っていたのか？

そこから新しい、活力ある人生がスタートする。

うつ病になるような人は「自分自身を否定し、究極のお荷物となる(28)」。

4 「ダメな自分」を許す

うつ病になるような人は、何かをいわれると、心が怒りでいっぱいなのに、すぐに譲ってしまう。

自分は今、緊急事態に陥っている。どうしてもこのことは誰かに頼まなければならない。そんなときに「お願い、これ頼む」といえない。

何で自分の必要性を頼めないのか。何で相手に迷惑をかけることを、そこまで恐れるのか。

迷惑をかけることが望ましくないのは当たり前である。しかし困ったときに融通をきかせてもらい、何とかこちらの必要を通してもらうのが、友達である。

友達と思っている人にさえ、「お願い、これ何とかして」といえない。

うつ病になるような人は、いつも気が引けている。近い人にさえ遠慮をしてしまう。

それはなぜか？

ひとつは脅えているから。自分は価値のない人間だと心の底で感じているから。次は、その人に今まで長いこと、「本当にしたいこと」がなかったからである。もし「しなければならないこと」だけではなく「本当にしたいこと」があれば、そのときには「悪いけど、これ頼む！」といえる。

しかし、そのことはしなければならないけれども、心の底のどこかではそれをしたくない。

規範意識ばかりが過剰で、欲求が弱い。あるいは欲求は「ない」といってもいいかもしれない。

そんな心理状態の中で、「それ」をすることの障害が現われれば、すぐに譲ってしまう。迷惑をかけることを恐れているのには、いくつかの理由があると思うが、やはりひとつは「どうしても私はこれがしたい」という願望がないからである。

また欲求がないということは、いくら地理的に近くなっても親しくはなれない。

お互いに「これをしたい、あれをしたい」ということがあって、助けたり助けられたりしながら、人は親しくなっていく。

「お願いします」といえない人は「お願いします」ということの内容について、それをしたくないという気持ちが心の底にある。

「断る」ことは立派である⁉

うつ病になるような人は「お願いします」がいえないと同時に、「できません」がいえない。

これが「自己蔑視」である。いわれるとその通りにしなければならないと思ってしまう。だからいつも人のいいなりになっていく。

「小児科医の過労死認定」という記事が新聞に載っていた(29)。

その記事によると、ある公立病院に勤めていた医師は1カ月の時間外勤務が平均100

時間を超え、泊まり込みの当直も3、4回。病院外で救急患者のため待機する当番も月20～25回あり、多い日はひと晩に5回も呼び出されたという。これでは死ぬだろう。

おそらく過労死をするビジネスパーソンは、本質的にはみな同じであろう。その場その場に居合わせれば「断れない」ということがあるだろう。

しかしどんなに人のためでも、自分が死んでしまってはしょうがない。

「『私は……しません』という言葉は、数ある人生の武器の中でもとびきり上等のものです」とは、シーベリーもいっている。[30]

うつ病になるような人がなかなか使えない武器である。自分が相手に受け入れてもらいたいから、好かれたいから、嫌われたくないから。

「断れない」ことが、うつ病や過労死のひとつの原因であろう。

ただ思いやりから「断れない」というなら、それは望ましい行動であるが、非難されることや嫌われることの恐怖から「断れない」のであれば、それは望ましいことではない。

心理的にいえば、そういう場合には頼まれたことを引き受けるよりも断ったほうが立派ということがある。

耐えた分だけ、状況は悪くなる

今、過労死というようなビジネスの世界の話を書いたが、小さい頃から同じことが起きている。

ある中学生である。熱があっても教室で勉強している。普通は「帰らなければ」と思わなければならない。しかしこの子はそう思わない。

「熱があるから、帰らせてください」がいえない。学校にいないと親に怒られるからである。その子には自分の体を守るという心構えがない。

その子が、熱があっても勉強しているのは、我慢強さではない。「自分がない」ということである。その子は助けてもらうということ自体がわからない。

また別のある中学生である。友達に体操着を貸した。なかなか返してもらえない。やっと「返して」といえた。そこで友達は「体育着を返した」と嘘をいった。そういわれて、

「返してもらっていない」といえない。

こうした真面目で努力家の子どもたちが、大人になって「執着性格者」といわれる人たちになり、ついで「うつ病」になる。体操着を返してもらっていなくても、何もいえない子は、やがて上司にとって使いやすい部下になる。

夫婦間の葛藤をぶつけやすい子が、やがて上司にとって使いやすい部下になる。

夫との関係がうまくいかないから、母親は子どもに当たる。そのときにどの子にでも感情を吐き出すわけではない。吐き出しやすい子に吐き出す。

ある子どもにマイナスの感情を吐き出す親は、逆に別の子には迎合する。

妻にひと言もいえない夫が、真面目に働いている息子に吠えるように怒る。

夫にひと言もいえない妻が、夫への怒りの感情を子どもに置き換える。

親にとって攻撃性を置き換えやすい子は、攻撃性をどこにも向けられないで自分に向けて、自己蔑視に陥る。自己蔑視している人は、自分が自分の敵になる。

親にとって攻撃性を置き換えやすい子が、やがて上司や同僚にとって使いやすいビジネスパーソンになる。そうした中から過労死をする人も生まれるのである。

家族関係のトラブルをしわ寄せされる子がいる。そうした子はやがて職場の人間関係のしわ寄せをされるビジネスパーソンになっていく。

じつは利用され、搾取されたときには、誰でもくやしい。子どものときに、親の攻撃性の置き換えをされた子はくやしい。しかしそのくやしさは、もちろん意識されていない。意識されていないけれども、無意識の領域ではくやしいと感じている。

ビジネスパーソンになっていじめられたときにもくやしい。意識、無意識を含めていえば、普通の人よりもくやしい。

昔いじめられたときに、いじめられたくやしさを意識化していない。その味わっていないくやしさを、今度のくやしさで再体験している。

そこでわずかなことで、ものすごくくやしい。

そしてこの「ずるい人たち」は、同時に「搾取タイプの人たち」である。さらに「ヒステリー性格の人たち」でもある。

ずるい人、搾取タイプの人、ヒステリー性格の人、これらの人は同じ種類である。同じ人を別の言葉で表現しているに過ぎない。

5 自分を責める前に、試してみてほしいこと

人は、酷い人間関係にいるときには酷い人間関係にいるとわからない。それが自己蔑視している人の弱点である。

いい人間関係のところにきてはじめて、かつて自分は酷い人に囲まれていたと気がつく。

真面目に努力しながらも、何もかもがうまくいかないときには、「自分は酷い人間に囲まれているのではないか？」と一応疑ってみることである。

うつ病になるような人は、何かをすれば障害にぶつかる。そして譲る。だから「どうすれば安らかに生きられるか？」を考える。うつ病になるような人は「どうしてくれるんだ」と悩む。

そうしたときには「この人は、困ったときに自分を助けてくれるか？」「この人は自分

を守ってくれるか?」——そういう視点から信頼できる人を探す。

それを見て人とつき合う。


燃え尽きそうな人は自分を安売りしている上に、さらに自分のほうから「ずるい人」に迎合していく。

ある人の唯一の楽しみが円盤投げだった。それなのに周囲の人に色々と用事をいいつけられて忙しくて、円盤投げをしなくなった。友達がいなくなるのが怖いから。

やがて友達はいなくなった。

もしその人が唯一の楽しみである円盤投げをしていたら、新しい友達がきた。

今の友達をなくしても、新しい種類の人たちがくる。

それが再生である。

中途半端に古い友達をもっていては再生できない。その人は100歳でも円盤投げができていたかもしれない。

「踏み台の人生」を卒業しよう

うつ病者は、「人がどう思うか」などということをどうしても捨てられない。悪く思われることを恐れる。それは、人の好意で自分を守ろうとしているからである。

でも今周りにいる人は、彼らを守らない。

だから好きなもので生きていくしかないのである。

今の友達を徐々になくしていく。そしてなくしていくことをオープンにしていく。

本当は寂しいのに、友達が沢山いるフリをする人の周りには、ずるい人が集まる。

あるうつ病になった教授である。「○○氏が語る」という講演会を頼まれた。彼はいつも安売りになれているから、「○○氏が語る」の講演でも、無償で講演講師を引き受けた。

さらに「講師に呼んでくれてありがとう」と主催者にいう。

主催者は利益をあげている。

うつ病になるような人は、まず自分の安売りをなくすことが第一。

それから健全な人間関係にいく。

「自分の安売り」にはずるい人が集まる。


自分が手を汚して人を殺した人はまだよい。最も質の悪い人は、自分の手を汚さないで人を殺す。

そういう人は、自分は何の良心の呵責もない。よい顔をしながら、人を踏み台にして自分の利益を築いている。

人を踏み台にして自分の幸せを築いても、それをわかっている人はよい。最も質の悪い人は、人の幸せを願っているような顔をしながら、人を犠牲にして自分の幸せを築く人である。

決して自分の手を汚さない。人をそそのかして人殺しをさせる。自分の利己的な利益に邪魔になる人を殺す。

それを人にさせて、自分も人にも「知らない顔」をする。

うつ病になるような人や燃え尽きる人の周りには、そうした質の悪い人がいる。

そしてうつ病になるような人は、その質の悪い人を心の底で憎みながら、意識の上では憎んでいない。

うつ病になるような人は、そういうずるい人に対する憎しみを意識できないままに、疲れ果てていく。

闘う人は、逃げる。

闘わない人は、質の悪い人から逃げない。

うつ病者は自分が自分を守るのではなく、守ってもらおうとする。だから質の悪い人から逃げない。

「都合のいい」人間関係を清算する

うつ病者は、環境を変えないと2週間では治らない。

うつ病者の人生は楽しくない。

うつ病者は自分の人生を人に見せる。

「母親」の代償として、名声を求めている。名声追求は愛を求めているに過ぎない。

名声に対しては、人は無責任に「すごい」とお世辞をいう。

そんな人といたら、うつ病は2週間で治らない。

今日という結果は、昨日が原因ではない。今日までの何十年間の積み重ねである。

生きるのが楽しくないときに、まず過去を反省してみることである。

そして過去を振り返って、どこまでが本当の自分で、どこからが「自分でない自分」だったかを考えてみる。

その中でも大切なのは「過去に自分がかかわった人はどういう人であったか」という反省である。

自分が深くかかわった人のことを考えてみる。

今、その人と会いたいか？

その人が懐かしいか？

あの人と、この人との懐かしさの違いを考察する。

今不幸な人はおそらく、それらの過去の人に会いたくないという自分に気がつくのではないだろうか。もう一緒に仕事をしたくないという自分に気がつくのではないだろうか。

それは、いかに間違った人と深くかかわっていたかということである。いかに心ない人と深くかかわっていたかということである。

それは自分の側にも心がなかったということである。

自分が適当に相手と接しているから、相手の本質がわからない。

相手も適当にこちらと接しているから、こちらのことがわからない。

お互いに根本的なことがわからない。

では、なぜそうした人と表面的には深くかかわって人生を生きたのか？

それはひとつには寂しいから。もうひとつは、そのときにはそれらの人とつき合うのが都合がよいから。

その場その場が都合よいのでつき合っているうちに、親しくもないのに長い人生をともに過ごすことになっただけである。

自己疎外された人は、好き嫌いがはっきりとしない。好き嫌いより、便利か便利でないかのほうが、判断基準として有効である。
友人も、合理的な社長にとっての社員と同じで、いくらでも代替可能。

エネルギッシュに生きるための条件

うつ病者は気にしなくてもいいことを気にして、エネルギーを消耗する。
気にしたからといってどうということはないことを気にする。
悔やむことで何の意味もないことを悔やむ。
エネルギッシュな人は、うつ病になるような人ほど色々なことに心理的にかかわってい
ない。色々なことから心理的影響を受けない。
うつ病になるような人は、「あんな人、関係ない」と思えない。たとえば誰にでも好印
象を与えようとする。そして好印象を与えることに執着する。
エネルギッシュな人なら「悪印象を与えたからといって、どうということはない」と思
うような人のことを気にする。

いつも人に悪印象を与えたのではないかと気にする。

うつ病になるような人は、関係ない人にまで好印象を与えるために、自分を殺してしまう。

うつ病になるような人は、他人が重要になりすぎている。他人の奴隷になってしまう。そこをずるい人に見抜かれて、搾取される。

ずるい生徒を見ていると、ある先生の前では泣くが、他の先生の前では泣かない。その生徒は、トゲのあるいい方をする。不満をいいやすい人にいう。

泣かれた先生のほうは心労で消耗する。

親の感情のはけ口になる子がいる。

家族の中で、感情のゴミ箱になる人は、社会に出ても仲間の感情のゴミ箱になる。それがうつ病になる人である。

うつ病者と「いい顔依存症」とは深くかかわっている。いい顔依存症とは、アルコール依存症がアルコールを飲まないではいられないのと同じように、いい顔をしないではいられない人たちである。

彼らはつねに他人に振りまわされている。

うつ病になるような人は、自分が愛している人、自分にとって大切な人を憎んでいる。その人に捨てられることが恐怖なのである。恐怖心から相手に我慢をする。その結果、相手を憎む。

うつ病になるような人は、そうした矛盾に耐えられなくて、うつになる。

アメリカの心理学者アブラハム・マズローがいうように、自己実現している人は矛盾に耐えられるが、自己実現していない彼らには矛盾をどうしようもない。


あるうつ病者になった教授。学生に嫌われるのが怖い。評判が悪くなるのが怖い。そこで病気でも休講しない。無理をする。これがエーリッヒ・フロムのいう神経症的非利己主義。やることは表面的に非利己主義に見えるが、じつは神経症者。

このタイプは扇動政治家に利用される。日常生活でもヒステリー性格者に利用され、翻《ほん》弄《ろう》される。

自分の人生を、他人に振りまわされる。

「自分自身」を、他人に売り渡してはいけない！

安売り依存症、いい顔依存症はみな、他人が重要になりすぎている。

人間関係依存症は、うつ病の原因になり得る。

人間関係依存症は、関係を第一にする。その結果自分を殺す。憎しみを抑圧した結果、自分の人生を、他人の食い物にされる。

そうして生きながら、誰にも憎しみの感情をくみ取ってもらえないから、うつ病になる。

もちろん憎しみや怒りの感情はうつ病ばかりではなく、色々な身体的症状となって現われる。

神経症者は憎しみや怒りの処理能力がない。それがストレスになる。

受け身の我慢をして、うつ病になる。

くやしい気持ちを、誰にもくみ取ってもらえない。ことに近い人にくみ取ってもらえない。そして不眠症になったり、うつ病になったり、頭痛に苦しんだりということになる。

うつ病と不眠症とは相関しているが、眠れないのは怒りがたまっているからである。回復に大切なのは、この表現できない怒りの感情と、自分の自覚できる様々な症状の関連を理解することである。

子どもは「あいつ嫌いだ」といったあとで、「あいつ」と遊んでいる。それは「あいつ嫌いだ」といったことで、怒りの感情がはけたので、遊べるようになったのである。子どもは、「嫌い」という感情を抱えて遊ぶことはあまりない。寂しいときだけである。うつ病になるような人は怒りの感情を抱えたままで、にこやかに人と接している。自分自身に不誠実なのに、他人には誠実になろうとする。恐怖心からである。よく「私には怖いものは何もない」という人がいる。うつ病になった人は怖いものが多すぎたのである。あるいは恐怖心が強すぎた。

小さい頃「よい子」だったのも、大人になってから立派な社会人だったのも、みな恐怖心からである。

うつ病者になりたくなければ、「イヤなときには、イヤだといってもいいのだ」と自分に教え込むこと。それが最も大切である。

自分の気持ちをいえると、エネルギーが出る。

「こうしてほしい」といえないときには、その人間関係に、もともと不満があある。もともと恐怖心がある。そういう人には、もともとエネルギーがない。

うつ病者は「こうしてほしい」といえないから、エネルギーがない。エネルギーがないから、「こうしてほしい」がいえない。悪循環である。

不満があってもよい。不満をいえればよい。

60頁で詳しく説明したが、とにかく不満を紙に書くのでもよい。書いて不満を吐き出す。誰にも見せる必要はない。

本当に満足できる生き方とは？

うつ病になるような人の心は、白菜の漬け物と同じ。白菜はぺったんこ。うつ病になるような人の心は、水が全部取られた白菜になっている。白菜を漬けるのと同じように、押されて生きてきた。漬け物石にあたるのが、生育期の養育者たち。彼らは子どもに毎日無関心。だから自分の身勝手な願望を子どもに押しつける。

うつ病になるような人は、親の不安定な感情で怒られた。愛情から怒られたことはない。

本章の最後に、私が訳したウェインバーグの著作の中から、抑うつを撃退する方法のひとつを引用しておく。

「強い感情、とくに怒りを抑えないことです。あなたは友達が来るというので、何時間も買い物をしたり、夕食の仕度をしたりしたのに、最後の最後になってキャンセルしてきたとします。不愉快だと彼女にいってやりましょう。『あら、いいのよ』なんていわないことです。よくなかったではありませんか。酷い扱いを受けて諦《あきら》めていると、その酷い扱いが、自分に相応だと思えてきます。そして始終そんな目にあうようになってしまいます[31]」。

こうして怒りの処理を間違えるのは、寂しいから。

うつ病者は、誤ったエネルギーの使い方をしている。

うつ病になるような人は、「自分の心が満足する生き方は何か?」を考えない。

第3章

うつ病者特有の考え方

1 うつ病者の考え方の特徴1——本質的な欠乏感

アーロン・ベックによると、うつ病者の考え方の特徴は、まず「自分には、幸福になるために本質的なものが欠けている」と自分を見なすことであるという。

つまり「自分は幸せになれない人間である」と考えるということである。

友達、お金、子ども、学歴、健康、美貌《びぼう》など何でもいいが、何かが人より足りないと、「それがないから自分は幸せにはなれない」とうつ病者は考える。それは自分が幸福になるためには本質的なことと考える。

何もかももっている人など、この世にはいないだろう。すべてをもっていると他人から見える人でも、自由がなかったりする。

では、うつ病者はなぜこのように自分を見なすのだろうか？

それは、うつ病者が疲れ果てているからである。もう生きるエネルギーがない。とにかく前向きの努力がイヤなのである。幸福になるために努力する気力はもう残っていない。

そうなると一番楽になる方法が、「幸福になるための本質的なものが自分にはない」という考え方である。こういって不満になっていることが心理的に一番楽である。自分の不幸を嘆いていることが最も楽である。

うつ病になるような人は、もともと努力家である。しかし自己実現の努力をしていない。

なぜ、うつ病者の努力は報われないか？

うつ病になるような人の努力にはふたつの特徴がある。

ひとつは「自分が嫌いなこと」に努力している。

もうひとつは「自分を守るため」の努力である。たとえば陰で人を守るための努力などはしない。

嫌いなことへの努力とは、たとえば嫌いな人に好かれようとしているような努力である。

また勉強が嫌いなのに親に誉められたくて、大学院にまで行こうとするような学生の努力である。

うつ病になるような人は努力の仕方も、場所も間違っている。

シカが海に行ったら生きるのがつらくなる。浜辺では生きにくいのは当たり前である。シカは森林にいなければならない。シカは今いる海に執着してはいけない。うつ病者も同じである。今いるところに執着してはいけない。

次にうつ病者は、自分のしている努力が「誰のためか」を勘違いしている。

本人は気がついていないが、うつ病者のする努力は自分のためである。人の幸せを願って努力しているのではない。

たとえば熱いお風呂に入っている。「わー、すごい」と自分が賞賛されたいがために頑張って我慢している。そんなに我慢しなくても、出れば楽になる。

しかし出ないで、「オレはこんなに頑張っている」といっている。そして「わー、すごい」といわれて喜んでいる。「わー、すごい」というのは必ずしも賞賛ではない。

ある中学生である。帽子をとったら髪型が奇抜になっている。みなが「わー、すごい」という。彼はそういわれて喜んでいる。

「わー、すごい」といったあとで、みなは「馬鹿だなー」と思う。「あれでは街を歩けない」と思っている。「わー、すごい」は、ときに賞賛ではない。人は振り向くけど、賞賛はしていない。

髪を切ろうとした意欲は買う。変わろうとしている意欲は認める。でもその方向が違う。それがうつ病になるような人の努力の姿である。誰もその人に「頑張ってくれ」といっていない。人に毛皮のコートを見せたくて、暑いのに頑張って着ているようなものである。

うつ病者は、長い間こうした努力をして生きてきて、疲れ果ててしまったのである。消耗し尽くしたのである。もうこれ以上、努力できないでいる。

そこでうつ病者は「幸福になるために本質的なものが自分には欠けている」と自分を見なしてしまう。そう思えば、自分はもうこれ以上、幸福になる努力をしなくてもいい。

もう幸せになるための努力はつらすぎる。疲れ果てた。

これ以上努力しないでよいことの合理化が、「幸福になるために本質的なものが自分には欠けている」と自分を見なすことなのである。

自分に欠けているものを補って工夫していくことに生きる意味も出てくるのだが、うつ病者はそうは考えない。何度もいうように、そう考えるには疲れすぎている。

ところで、そもそも人にとって「欠けているもの」とは何だろうか。

それは日頃、自分が気にしているものである。それは自分の劣等感の部分である。人よりもすごくなりたいから、欠点を過剰に気にするのである。

「ステキ!」とか「やさしいねー」と誉めてもらいたいから、欠けていることが気になるのである。人に優越しようとするから、過剰なまでに弱点を意識するのである。

つまり欠けているものがあるから不幸なのではなく、不幸だから欠けているものが気になるのである。

そして「これが欠けているから自分は誉めてもらえない」と思い込んでしまう。

自分にどんなに欠けていることがあっても人から誉めてもらえるのであるが、それがうつ病になるような人はわからない。

うつ病になるような人は、価値観が心理的健康な人とずれている。

立派なフリ・献身的なフリ

うつ病になるような人が色々と勘違いをするのは、相手を見ていないで生きているからである。

自分の価値観が心理的健康な人とずれていることに、うつ病者は気がつかない。

そこで努力が水の泡となる。うつ病になるような人はムダな努力を重ねる。

自分をきちんと主張したほうが好かれるということが、うつ病者にはわからない。

うつ病になるような人の努力は実らない。

朝4時に起きて、恋人にお弁当をつくっていってあげる。

入院中にお見舞いに行く。しかしなかなか相手はこちらを向いてくれない。そこで「私がこんなに頑張っているのに」と不満になる。

うつ病になるような人は相手を見ていない。お腹が空いていない人に、ものすごいお弁当をつくっていくようなことをしているのである。

自分の立派さを売り込むことに気を奪われて、相手を見ていない。

それで努力が実を結ばない。それはうつ病になるような人の努力は、先に述べたように自分を守るための努力だからである。あるいは他人から「これ、お願いします」といわれると、相手との関係を考えないで無理をする。

自分の立派さを売り込むことに気を奪われて、相手を見ていないから、「毎朝、相手が喜ぶことを考えて、それを実行すると、うつ病は重症でも2週間で治る」といっても意味がない。うつ病になるような人はアドラーがいう「相手が喜ぶこと」を勘違いしている。

つまりアドラーのいうことを実行できない。アドラーのいうことを私が言い換えれば、「相手を見れば、うつ病は重症でも2週間で治る」ということかもしれない。

見返りを求めるから、相手が見えなくなる

では、うつ病になるような人が相手を見ていないのはなぜだろうか。

それは相手を見るためには、こちらの心が「無」でなければならないからである。誉めてほしい、感謝してほしい、自分の力を認めてほしい、自分が偉い人だと驚いてほしいなどの「自己執着」があると相手が見えない。

こんな扱いをされたい、こうされたいという気持ちが強いと相手を見られない。

うつ病者は、自分では意識していない心の底で、相手に様々な要求がある。

うつ病者は心の底で「こーしてほしい、あーしてほしい」などということが多すぎる。

うつ病者は意識の上では自分を責めているが、無意識には相手を責めている。

自分を限りなく受け入れてくれることを相手に求めている。要するにうつ病者は愛を求めている。だからうつ病者は、相手が見えないのである。

うつ病者に限らず、たとえば「オレは偉いんだぞ」などの気持ちがあると、相手は見えない。

相手を見るときには、こちらの心が「無」でなければならない。これが相手を見抜くための鉄則である。

2 うつ病者の考え方の特徴2——悲観的な見通し

うつ病者の考え方のふたつ目の特徴は、「悲観的な見通し」である。

アーロン・ベックの言葉を使えば「否定的期待」であり、アメリカのうつ病研究者マーティン・セリグマンの言葉を使えば、「消極的見通し」である。

「悲観的な見通し」とはダメかもしれないし、ダメでないかもしれないということを、「どうせダメに決まっている」と思うことである。

うつ病の治療に食べ物が有効だといえば、「そんなことで治るわけがない」という。やってみなければ、できるかできないかがわからないことを「ダメに決まっている」という。

なぜだろうか？

それは「ダメに決まっている」といえば、もうそれ以上努力しなくてもいいからである。

こういう人は、もうこれ以上努力するのがイヤなのである。努力の余地は残っているのだが、もう努力がつらい。

「ダメに決まっている」というのは努力しないことの正当化である。

この「もう努力はイヤだ」というのは、「うつ病者の考え方の特徴1――本質的な欠乏感」の原因でもあったが、これはうつ病者の心理に一貫している特徴である。

「失敗」への恐怖心は、こうして高まる

うつ病的学生を集めて「今からテストをします」といってみる。するとみな、「試験を受けられません!」という。試験問題を見ないうちにである。

試験問題を見ればできるかもしれないし、できないかもしれない。見なければわからない。それをできないに決まっていると思ってしまう。試験を受けるのがつらいのであろう。すでに力尽きているのである。

ところで学生たちがいう「試験は受けられません!」という言葉は、どういう意味であ

ろうか。

それは「80点を取れない」という意味である。うつ病者は、「よい子」でなければいけないという意識が、小さい頃から強い。いい点を取れないで、周囲から低く評価されるのが怖い。

いい点を取らないと自分のプライドが許さないというのとは違う。いい点を取らなければ「いけない」と思っている。

もう努力はイヤだけども、まだいい成績に執着している。周囲の人から、今の努力しない自分を許してもらいたい。だから「受けられません！」というのである。

うつ病者は「できません！」というが、じつは人並みには「できる」。でも人並みではいけないのである。

うつ病者は人よりもよくないと怒られると思っている。許されないと思っている。親がいつもそうだったから。

いい点を取らないと自分の気がすまないというのとは違う。あくまでも周囲の人に認めてもらえるか、認めてもらえないかが重要なのである。

でもうつ病者にはもう、いい成績を取る気力は残っていない。もう頑張れない。

うつ病者の言葉として、アーロン・ベックは「私にはもう次のチャンスがない」というのをあげている。

うつ病者は精根尽きて「できません！」といっているのである。失敗して笑われるのが怖い。そこで「できません！」という。

なぜこうなるのか？

あまりにも長いこと、つらい努力をしてきた結果であろう。うつ病者は心理的に消耗しきっているのである。

うつ病者は好きなことをして生きてこなかった。人から評価してもらうために、あまりにも長いこと無理をしてきた。長いこと努力して、嫌いなことをしてきた。

うつ病者は「立派な人」であることに疲れているのだが、まだ「立派な人」に執着している。だから努力しないことを正当化しようと、あれこれ理屈をいう。

「もう努力なんかイヤだ！」といってしまえない。そういったら「立派な人」になれないからである。そういったら周囲の人に愛されないからである。

心を癒す一番の薬

ところで「生きているだけで、必ず将来いいことがある」と思える人とそうでない人とでは、現在の苦しみに耐える力が全然違う。「将来は何かいいことがある」と思える人は、今の苦しいことに耐えられるし、何よりも焦りがない。

現在がどれほど耐えがたいかは、現在の困難だけによって決まるのではなく、その人がもっている将来の見通しの性質によって決まる。

明るい見通しをもっている人は今の困難に挫《くじ》けないし、焦らないし、無気力にならない。困難に際しても心の平静を失わない。

しかし将来について暗い見通しをもっている人は、今の小さな困難にも負けてしまうし、いつも焦っているし、すぐに無気力になる。

その人のもっている将来の見通しが、その人の忍耐力、平静心、活力に大きく影響する。

それだけにうつ病者の「悲観的な見通し」というのは、うつ病者の心理的脆《もろ》さとなって現われる。肯定的見通しがどれほど人を支えるかは、計りしれない。希望は人の心を支える。否定的見通しをもつ者は困難に弱い。脆い。

うつ病者は目的に向かう道にある障害に敏感だと、アーロン・ベックは述べている。障害に敏感だということは、それだけ今生きることが苦しく、つらいということである。「もうダメだ」と、希望を失うということは心理的に打撃となるだけではなく、肉体的にも健康を害する。希望が体のためによいことは、すでに数多くの研究によって、裏づけられている。(32)

自ら「逆境」をつくり出していないか？

ところでこの悲観的な見通しの結果として、うつ病者は受け身になる。

「悲観的な態度は受動的な生き方につながるものだ」というが、その通りであろう。

セリグマンは、うつの中心的症状として「消極的見通し」とともに「受動性」をあげているが、このふたつは関連していると考えてよいだろう。

将来に絶望したうつ病者は、人から何かをしてもらうことばかりを考える。人から笑顔を求めるが、自分が人に笑顔で接することは考えない。

将来に絶望していれば、自分からは行動を起こさない。与えることではなく、もらうことばかりを考える。「こーしてほしい、あーしてほしい」という要求が多くなる。

自分の力で困難を脱出しようとはしない。「誰か何とかしてくれ」と叫ぶ。


うつの中心的症状として、受動性についてはどうであろうか。

受け身でいるから困難は増大してくる。受け身でいるから、何でもないことがすごい困難に思えてくる。受け身でいるから、ストレスが増してくる。

困難に出合うから受け身になるのではなく、受け身が物事を困難にしてしまうのである。

受け身な態度や考え方が困難を呼び込んでしまう。

うつ病者の悲観主義、受け身がうつ病者の生活を蝕《むしば》んでいることは明らかである。

逆境に強い人は困難を自分への挑戦と受け止めるが、うつ病になるような人はそう解釈できない。困難な事態を自分への挑戦と受け取るよりも先に、「何でオレがこんな酷い目にあわなければならないのだ」と思ってしまう。

困難を乗り越えるほうにエネルギーがいかないで、嘆くことから始まる。それは心の底に隠された敵意があり、その間接的表現として嘆かないではいられないのである。

うつ病になるような人は、とにかく今を生きているのが精一杯。生きることそのものが精一杯なうつ病者はどうしても、嘆くことが先になる。

受け身の人は、敵意を直接相手に表現できない。その結果、自分を頼りなく感じる。隠された敵意は、さらに人の心を受け身にしてしまう。

受け身と敵意が悪循環していく。受け身の人はストレスを感じやすい。

もちろん人を受け身の姿勢にしてしまうのには、色々な原因があるだろう。親からの「破壊的メッセージ」も、人を受け身にするだろう。ここでいいたいのは、「自分が受け身の姿勢になってしまったのには色々な理由がある」ということである。

大切なのは、「なぜ自分が受け身の姿勢になってしまったのか？」という自己分析である。

3 うつ病者の考え方の特徴3——弱点の捉え方

うつ病者の考え方の特徴3は、アーロン・ベックが述べている、「失敗したことを、自分の弱点と結びつけて解釈する」ということである。

それだけ、自分の弱点にとらわれているということである。つまり自己執着の強さが解釈に表われている。

配偶者に浮気されても、「私の愛が足りなかったから」と自分の弱点と結びつけて解釈する。

失敗したことを自分の弱点と結びつけて解釈するのは、自分の不運を嘆いているのである。それは自己憐憫《れんびん》と嘆きである。

うつ病者は「私が悪いんです」という。

でも、そういう人には解決の姿勢がない。堂々巡り。そして周りから「そうです、あなたが悪い」といわれれば、心の中が怒りで煮えくり返る。

うつ病者は一生懸命に頑張った。でも何事もうまくいかなかった。人から期待したように誉めてもらえない。

その嘆きが、「自分の弱点と結びつけて解釈する」という仮面をかぶって出てきている。

本当にそう思っているというよりも、ただ嘆いているというのが本質である。

うつ病者はなぜそんなに、いつもいつも嘆くのか？

それは、本当にしたいことをしてこなかったからである。つらかったのである。

「失敗はすべて、自分のせいである」

セリグマンはうつ病の中心的症状として、「消極的見通し」と「受け身」の他に、「無力感」を述べている。この3つこそ、生きるエネルギーがないということを表わしている。

生きるエネルギーを失ったうつ病者にしてみれば、憂うつな顔をして、心の底で周囲の人を責めていることが、一番楽なのである。心の底に憎しみを抱えて、生きるエネルギーを失ったうつ病者にしてみれば、他にできることはない。

うつ病者は何事も「自分は無力だから」と解釈してしまう。これもまた生きるエネルギーを失った自己執着の強さである。とにかく自分にとらわれているから周囲に目がいかない。

この人生には仕方のないことが沢山あるのに、うつ病者は何かうまくいかないことがあると、今述べたようにそれを自分の弱点と結びつけて解釈してしまう。

誰でも風邪などひくのに、自分は体力がないから風邪をひいたと解釈する。

うつ病者は「ひとつの戸が閉まれば、別の戸が開く」というように考えられない。こうなったらどうしようと、心配ばかりする。心配はするがそれに対する準備という具体的な行動はしない。心配はするが、そうなったときに備えて具体的な準備はしない。「そうなればそうなったで、そのときに考えよう」という楽天的なところもないし、現実を見据えて不運への準備もしない。見たくない現実から目をそらして、悩んでいるだけである。そうなれば、いよいよストレスに苦しむ。

悲観主義と完全主義のスパイラル

うつ病者の場合、この悲観的な見通しであるペシミズムが完全主義と結びついている。完全主義者は、何かひとつ失敗するとすべてがダメになるように感じる。99成功してひとつ失敗しても、すべてが失敗したように落ち込む。

つまりうつ病者は人生全体の流れの中で、その1回の失敗を位置づけることができない。その1回の失敗で人生がダメになると思う。

それで何かをするときに「ひとつも失敗できない」と必死になる。そのような考え方、感じ方をすれば、当然ストレスが高まる。

また将来を悲観的に捉えるから、早く成果をあげようと必死になるのである。それが結果に対する焦りである。

「勝者とは闘う楽天主義者だ」と、シーベリーは述べている。将来を悲観していなければ、それほど成果を焦ることはない。成果を焦るのは早く安心したいからである。

自分の将来に肯定的な期待をもつか、否定的な期待をもつかが焦りの心理を決める。

うつ病者は当然否定的な期待をもつ。そこで効果を早くあげようと焦るから、かえって効果があがらない。

たったひとつの弱点が「全否定」につながる理由

ところで、完全主義者はなぜ「ひとつの失敗」もできないのであろうか。

なぜ「ひとつの失敗」をそれほど恐れるのであろうか。

それにはふたつ原因がある。

第一には、すでに生きるエネルギーが限界にきているからである。毎日がギリギリのところで生きている。

たしかに1回の失敗ですべてがダメだと思うが、じつは失敗する前からすでに「もう自分はダメだ」と感じている。

第二には、その「ひとつの失敗」で自分の正体がバレると思っているからである。自分は本当はつまらない人間であると思っている。それで「ひとつの失敗」で、今まで隠していた自分の本当の姿を人々に知られてしまうと思うからである。

だからたった「ひとつの失敗」を恐れるのである。

だからたった「ひとつの失敗」にとらわれる。成功に執着する。

うつ病になるような人は、何かうまくいかないことがあると、それを自分が悪いからだと自分を責める。

たとえば、うつ病になるような人が、自分の弱点を見つける。心理的健康な人なら、「私にはこういう弱点がある」という解釈になるところを、「私はダメな人間だわ」という解釈になる。

何か失敗すると、「自分の才能がないからこのように惨《みじ》めな結果になったのだ」と自分を責める。それが心の習慣になってしまっている。

「みんなにはできるのに、自分だけできない」

うつ病者は、望ましくない結果についての責任を、自分の中に求める。そして次々に自分の弱点を発見していく。さらに他人は自分と違って才能があると思う。失敗したことを自分の弱点と結びつけて解釈することをさらに進めていくと、「他人はできるけれども自分にはできない」という考えになる。

これも、うつ病になるような人の感じ方の特徴であるといわれる。(33)

自分には、仕事の能力がないと信じる。みなが「この仕事はその人にはできない」と思うのではなく、その人自身が「自分はこの仕事ができない」と感じるのである。「他人はできて自分にはできない」という感じ方である。

あることで失敗すれば、「他人はできるのに、自分はできない」と感じるから、自分を責めることになる。実際には劣等感に苦しむうつ病者が、他人と違って特別劣っているわけではない。ただうつ病者がそう感じるだけである。

英語で personal helplessness といういい方がある。

それは、「一般的に人間はそのことをできない」というのではなく、「他人はできても自分にはできない」というときに感じる絶望感のことである。

自分は試験勉強を一生懸命した。しかし落第した。他の仲間は合格した。そして自分はダメだと感じる。これが personal helplessness である。

そして自分は劣っている、愚かだと感じるようになり、もう一度受験を試みることを諦めてしまう。来年受けても同じように失敗をくり返すと思う。こうなると努力するのがつらくなる。


またうつ病になるような人は、自分に欠けているものが、相手とのつき合いを維持するために極めて重要なものであると考える。つまり、相手は自分に欠けているものを自分に求めていると考えるのである。

別の表現をすれば、相手が求めているものを自分は欠いていると考える。

しかし実際には、相手は決してその人に、そのようなものを求めてはいないのである。

たとえば自分は背が低いということに、劣等感をもっていたとする。すると相手は、自分に背の高さを求めると考える。考えるというより、そのように感じてしまう。

自分には体力がないと悩んでいる男性は、すべての女性が「体力こそ、男らしさにとって最も重要なもの」と考えていると思い、体力のない自分は女性にもてないと感じる。体力があれば自分はチヤホヤされると思っている。

つまり自分には体力がないと悩んでいる人は、もっとチヤホヤされたいのである。もっとチヤホヤされたいから悩んでいるのである。

「なりたい自分像」と「なるべき自分像」

自分はこうあるべきだと理想の自我像を思うとき、その理想と現実の自分を比較する。そして自分は体力がない、あまり外向的でない、無力性性格的なところが多分にある……と悩む。

それであるなら、「そのような自分が生きていくのには、どのような生き方が賢明か」

と考えるのが、心理的健康な人である。

望ましくないことが起きたときに、心理的健康な人は「どうして起きたのだろう?」と考える。信頼している人に聞く。そしてたまたま起きたことかもしれないとか、次は成功するだろうとか、今回はこのほうがよかったのだとか思う。

だから次に向かって努力する。

「私はダメな人間だわ」と解釈したら、次の努力はしない。

うつ病者が心理的健康な人のように考えられないのは、おそらく小さい頃から養育者に「お前は馬鹿だ」といわれつつ、「でも、馬鹿であってはいけない」と責められ続けて成長したからである。

悪い面ばかりの人間など、誰ひとりいない

うつ病者は「自分の失敗や弱点などを誇張する反面、自分の素晴らしい特徴を無視したり、過小評価する(34)」。

「自分の失敗や弱点などを誇張する」のは、自分に執着しているからである。自分に対して客観的になれない。自分を外から冷静に見ることができない。

「自分の素晴らしい特徴を無視したり、過小評価する」のは、小さい頃に周囲の人からそのような扱いを受けたからである。自分の養育者が、自分に対してそのような反応をしたからである。

「自分の失敗や弱点などを誇張する」のも、自分の養育者が自分の弱点に対して過剰な反応をしたからである。

いつも「お前は劣っている」といわれ続けたら、誰でもそのようになるだろう。「あいつに比べてお前はダメな人間だ」といわれ続けたら、誰でも自分と他人を比較して「自分はダメな人間だ」と思うようになるだろう。

とにかくその子どもたちは、物事を自分にとって悪く解釈することが、養育者から自分の身を守るために必要だったのである。それは自己防衛のためである。そしてそのあとに不愉快な感情がついてくる。

親との関係において、自分を悪く解釈する。自分は劣っている人間と解釈する。それが親から自分を守るために必要なことであった。

うつ病になるような人は、子どもの頃、自分を悪く解釈すると親の機嫌がよかった。自分がいかに劣っているかを示すと、親は愉快になった。それは子どもが「私はダメな人間」と解釈することが、親の自我を脅かさないからである。

そして社会との関係では、極めて優秀な人間になる必要がある。社会に対しては親の自慢でなければならない。

このふたつの要請は完全に矛盾している。

ということは、このような環境で成長した人は、心理的に完全に混乱している。

うつ病になるような人は操作され、操り人形となり、人間としての感情をもつことを禁じられて成長した。

それが、うつ病者の奇妙なまでに歪《ゆが》んだ認識の仕方の原因である。

アーロン・ベックのいうように、うつ病者とうつ病でない人は体験が違うのではなく、体験に対する解釈が違うだけである。人間は事実ではなく、事実に対する解釈に影響される。

うつ病者は怪我をしたときに「歳だから」と解釈する。風邪をひいたときに「私は体力がないから」と解釈する。断わられたときに「私は嫌われているから」と解釈する。

同じ体験が、ある人を傷つけ、他の人をやる気にさせる。

うつ病者の人生からあらゆる困難を取り除いても、うつ病者は幸せにはならないだろう。

うつ病者は今の解釈を変えなければ、幸せにはなれない。

そして解釈を変えるためには、心理的にも肉体的にも、生きるエネルギーを回復しなければならない。

そして生きることに余裕を感じるようにならなければならない。

これは残念ながら鶏と卵の関係である。

4 うつ病を取り巻く「誤解」と「疑問」

うつ病者は何をやっても無意味感に悩まされる。

物事に興味を失っているのも当たり前である。食べ物をおいしいと感じない、希望がなくなるのも当たり前である。

うつ病者は表面は怠け者と同じように見えても、怠け者にはない心理的特徴がある。

まずうつ病者には罪責感がある。つまりうつ病者は何もしないことに苦しんでいる。何もしない自分を責めている。周囲の人から怠け者と思われたくない。それが罪責感である。

怠け者には罪責感がない。むしろ何もしていないことを楽しんでいる。

さらにうつ病者には焦燥感もある。こんなことをしてはいられないという焦りである。

気力が減退しているのに落ちつかない。自分に満足していないから、イライラしている。

怠け者は何もしていなくても、こんなことをしてはいられないなどとは思っていない。できればもっと怠けていたい。


そしてうつ病者は優柔不断でもある。それは今まで責任を逃れて生きてきたためである。いつも自分で色々なことを決めないで生きてきた。とにかく疲れ果てている。

怠け者には、すべてがダメだとかいうような「抑うつ感情」があるわけではない。怠け者は、心に葛藤があるわけではない。何で自分だけがこんなにつらいのだなどと、うつ病者のように悩んでいるわけではない。

同じように見えても、怠け者はうつ病者と違う。怠け者は別に、無意味感に悩まされていない。

だから怠け者には「もっと頑張れ」といってもよいが、何もしていないうつ病者に「もっと頑張れ」と闇雲《やみくも》にいってはいけない。「もっと頑張れ」とうつ病者を励ませば、うつがもっと酷くなることがある。

でも、基本的にはうつ病者を励ましてもいい。気持ちをくみ取ってから励ますなら。

本当は、励ましてほしい！

うつ病者を「励ます」ことは感情をしずめてあげることである。

もともとうつ病者の不満は、相手が理解してくれないときの感情である。だから、まずうつ病の感情のはけ口をつくってあげることが、うつ病者とその人との感情的絆《きずな》をつくる。

うつ病気味の夫が会社でイヤなことがあったとき、「そのくらいで負けちゃダメよ」というのは励ましではない。夫の好物を黙って夕食に出してあげることが励まし。

説得は、無理解な励まし同様、うつ病になった人をさらに落ち込ませるだけである。

「頑張れ」はうつ病者にとって励ましではない。それはエネルギーを消耗する。

うつ病になるような人に「頑張れ」が励ましにならないのは、周りが敵だからである。

うつ病になるような人は幼児的願望が色濃く残っているから、とにかく気持ちをくみ取ってほしい。ところが周囲の人は、自分の気持ちをくみ取ってくれない。

うつ病になるような人が欲求不満になるのは当たり前である。

そこで周囲の人に憎しみをもつ。自分の願望を拒否すれば、憎しみをもつのが当たり前である。普通の人が考えるよりも、うつ病者は周囲の人に敵意をもっている。つまり周囲の世界は敵である。

そこが理解できないから、正しい意味で「うつ病者を励ましてはいけない」ということが理解されていないのである。

もう一度いうが、うつ病になるような人に「頑張れ」が励ましにならないのは、周りが敵だからである。

うつ病者に対しても、はじめに気持ちをくみ取った上で励ますことは望ましい。

さらにもうひとつ、うつ病者を励ますことについて、いっておきたいことがある。

うつ病になるような人を見て、励ますつもりで「頑張れ」という人がいる。

しかしその励ます人自身が無意識に憎しみをもっていることが多い。だから励まされた側は、励まされても不愉快なだけである。

うつ病になるような人は、その相手の憎しみに反応する。そこで励まされた結果、さらに落ち込む。もともと憎しみをもっている人は、うつ病者でなくても誰を励ましても、相手を傷つけるだけである。

「誰も私を愛してくれない」「私には何もない」という心理

「うつ病者は極端な言葉で考える」とアーロン・ベックはいう。たとえば「誰も私を愛してくれない」とか「人生は無意味だ」とか「私には何も残されていない」とかいう言葉である。

言葉も極端、判断も極端である。

現実には「誰も私を愛してくれない」ではなく、「私を愛してくれない人もいる」であろう。「私には何も残されていない」ではなく、「私には失ったものがある」である。

生きることそのことが精一杯なうつ病者はどうしても、嘆くような解釈になる。嘆くことで自分を癒している。

こうした誇張の言葉は「さらに欲しい」という意味である。

あるうつ病者が「私にはお金がないの」といったとする。それを聞いてホームレスが、「オレと同じだ」といったらどうなるか。

その人は怒るであろう。うつ病者が「私にはお金がない」という意味は、心理的健康な人が「私にはお金がない」という意味とは違う。

うつ病者に限らず、誇張した表現をするのは欲張りな人である。つまりうつ病者は欲張りだから誇張した表現になる。

「私には何も残されていない」というが、「ない」が言葉通りの意味とは違う。

そういう人に「ではあなたの胃をください」といえばどうなるか。風邪をひいたら何というか。そういう人は五体無事で健康でも、「私には何も残されていない」というのである。

この人たちが「ない」というのは、「もっと欲しい」という意味である。「ない」という言葉は欲張りの判断基準になる。

「もっと不幸な人もいる」という比較は、解決にならない。

ちょっとしたことが「絶望のタネ」になる

うつ病者は「私には友達がいない」という。しかし自分から人を誘わない。

なぜ誘わないか?

誘って断わられて、傷つくのが怖いからである。うつ病者は傷つかないで自分の欲しいものを手に入れようとするから、誘えないのである。

誘うときにも、断られないという条件が必要である。一段上に立って誘うなら誘える。もっといえば「あなたのような人に誘われて嬉しい」といってくれるような人だけしか誘えない。

自分が相手を「誘ってあげる」のである。誘ったことで相手に感謝を要求する。うつ病者はこのように色々と要求が多いから、普通の人が誘うように人を誘えない。

そして出てくる言葉は「誰も私を愛してくれない」である。

要するにコップに水が半分入っているときに、「もっと欲しい」というのと、「まだ半分ある」というのとの違いである。

つまりうつ病者にとっては、半分がゼロなのである。だから「誰も私を愛してくれない」という誇張された表現になる。

うつ病者は内面の不安で現実に反応する。だから「私はできません」であり、「私には何もない」となる。

大変なのは現実ではなく、その人の内面の不安である。内面の不安を抑えようとすると言葉が極端になる。

現実と接触すると、今まで抑えていた内面の不安が表面化する。

「うつ病者のマイナス思考は、愛情要求の現われである」と先に述べたが、うつ病者が表現を誇張するのも、彼らが愛を求めているからである。

「うつは愛への絶望的な叫び」と、ドイツの精神科医フロム・ライヒマンはいうが、まさにその通りである。

うつ病者はなぜ不眠になるのか？

うつ病の特徴のひとつが「寝られないこと」であることは、よく知られている。うつ病の本にも不眠症の本にも、うつ病者の不眠症のことは書かれていることである。

では、うつ病者はなぜ眠れないか？

うつ病者の口にする言葉を考えればわかる。それが極端な言葉であるということは先に説明した通りである。

たとえば、「私には何もない」という。

そんなことを目の不自由な人が聞いたらどう思うか？

「あなたには自由な目があるではないか？」ということである。

足の不自由な人が聞いたらどう思うか？

雇用問題で苦しんでいる人が聞いたらどう思うか？

うつ病者は「私には何もない」どころか、ありすぎるほどある。

視点を変えれば「私はもちすぎている」のである。

うつ病者が「私には何もない」どころか、「私はもちすぎている」と気がつけば、うつ病は回復に向かうし、眠れるようになる。

うつ病者は欲張り。だから眠れない。


何もなくても「明日、公園に行けたら」と子どもは思う。あれができたらという夢がある。その夢をかなえられたらと子どもは思う。

欲張りなうつ病者には、そうした夢がない。

うつ病者を非難しているのではない。うつ病者はうつ病になるだけの理由があってうつ病になっているのである。

うつ病者は欲張りになりたくて欲張りになっているのではなく、いいしれぬ孤立感をもたざるを得ない人間関係の中で生きてきたのである。

眠れぬ夜は、それを自覚するチャンスなのである。

「死にたい」と思ってしまったときには……

欲張って、もつだけもって、眠れなくなり、うつ病になった。

「一体、自分がたくさんもったものは何だったのか?」と振り返ることである。

今までの自分が必死で求め、そしてもつことができたものは、一体何の意味があったのか?

私にとって社会的成功は何だったのか?

長年にわたって奮闘努力し、そして得てきた学歴や職業は何だったのか?

そう自分に問いかけたときに、それが何の意味もなかったことに気がついたのではないか?

「死にたい」と思ったときに、学歴や職業は自分を救ってくれたか?

本当に苦しいときに、お金は心の支えになってくれたか?

今まで立派なものと信じてきたことは、心の崩壊を食い止め、生きるエネルギーを与えてくれたか？

自殺した人たちは、丸いものは価値がないと思った。三角しか価値がないと思った。

うつ病になった人の欠点は何だったのか？

それは「『いいえ、私はそういう人間ではありません』ということができないという欠点です(35)」。

うつ病になった人は、信じていたものが信じるに値《あたい》しなかったと認めることである。そこから再生が始まる。

第4章

生き方を変える処方箋

1 うつ病治癒への道

うつ病者にとって、必要なことは何か。

それは、自分の心を正面から見つめることである。自分の憎しみを意識することである。そして「自分はなぜこんなに憎しみをもってしまったのか?」を本気で考えることである。それが「うつ病治癒への道」である。

なぜ自分はこんなにも憎しみをもってしまったのかと、心の底を見つめれば、そこに自分の依存心を見出すかもしれない。あるいは自分の甘えに気がつくかもしれない。あるいは、あまりにも周囲の人たちが冷たかったことに、気がつくかもしれない。自分がいかに酷くいじめられていたかということに、気がつくかもしれない。

そして今は、自分はヤドカリのようなものであることに、気がつくかもしれない。

あるいは「人の褌《ふんどし》を借りて相撲《すもう》をとる人」であることに、気がつくかもしれない。人の力を借りて自分が満足する方法を求めていることに、気がつくかもしれない。

自らの力を頼って何かをする姿勢がない。そうした自分のエネルギーがない。自分の力で自分の家をつくるエネルギーがない。そうしたことに気がつくかもしれない。

ヤドカリは誰かの家を借りて、「この家狭いわねー」などと、「あーでもない、こーでもない」と文句をいっている。騒いでいることで、自分は仕事をしていると思っている。

そして、その家をとってしまおうということである。自分の力で自分の家を建てようとはしない。

子どもでも生きるのが楽しい子は、率先して動いている。ヤドカリではない。自分のエネルギーがある。

それに対してヤドカリのほうは努力をしたくない。率先して動かない。しかし権力者には迎合する。それに便乗して得をしようとしている。

何事も当たり前と思わないのが、アドラーの主義の根本である。自分の力に頼って生きることが基本である[36]。

人に頼らない生き方を目指せば、うつ病は回復に向かう。

自分の心を正面から見つめることができれば、これから先自分はどう生きればいいかが自然とわかってくる。しかし多くの人たちは正面から自分と向き合わない。向き合うことから逃げる。

だから死ぬときに、人を恨んで死んでいくのである。

「弱い心」を受け入れる

また自分の心の憎しみに気がついたら、人と対決しなければ問題は解決しない。

対決すべきはほとんどの場合、近い人である。親との対決かもしれないし、配偶者との対決かもしれないし、自分が「親友」と思っている人との対決かもしれない。

「いじめは家庭から始まる」というように、だいたいのいじめというのは近い人との間で起きることである。いじめる人は、身近な人をいじめるから心が癒されるのである。

だから逆にいうと生き方を変えるときには、身近な人と対決しなければならない。しかしうつ病になるような人は、対決をしない。そのエネルギーを使わない。

嫌いな人にさえ「いい人」と思ってもらいたい。嫌いな人にすら迎合する。

そしてうつ病になっても、いまだ生き方を変えようとしない。

うつ病者は「いい人」と思ってもらいたいが、「いい人」になる努力はしない。あくまでも「いい人」と思ってもらうことが大切で、「いい人」になることが大切ではない。

では「本当にいい人」とはどういう人であろうか。それは憎しみが解消されている人である。

人は心の底に憎しみがある限り、「いい人」にはなれない。

心の底に憎しみがあって、「いい人」になろうとすることは、手足を縛られて泳ごうとするようなものである。

どんなに「いい人」を演じても、心に憎しみがある限り、相手に安らぎを与えることはない。自分の本心を抑えて無理に立派な行動をする人が、みなに好かれるわけがない。

みなに好かれる人は、心に憎しみのない人である。

「等身大の自分」でいるから、うまくいく

うつ病者ばかりでなく一般に悩んでいる人は、他人によく思ってもらおうとしている。他人の好意を失うのが怖い。

だからいつも受け身で、他人の幸せを願うなどという心のゆとりは、どこにもない。

そんな人にとって、「他人の幸せを願うことができれば、うつ病が2週間で治る」というのは名言である。つまりうつ病になるような人に、「自分の自己執着がいかに強いか気がつけ」ということである。

シーベリーは、「失敗の最大の原因は自己不信、自己非難、自意識過剰です。その次は、自分ではない自分になろうと努力すること、自分が決してなり得ないものになろうと悪戦苦闘することです[37]」という。

自分ではない自分になろうと努力しているから、頑張っても年を経るにしたがってうつ

病は酷くなるばかりだし、いよいよ他人の幸せを願うことができなくなる。

しかしうつ病になるような人は、もともと他人の幸せを願うことができない人間であったのではなく、自分ではない自分になろうとしたから、そういう人間になってしまったのである。

「家畜番の犬を猟犬にすることはできないし、猟犬に家畜の番をさせようとしても無理です」[38]という。うつ病になるような人は、その無理をしたに過ぎない。

うつ病になった人も、もともと猟犬で、自分が猟犬になろうとすれば、エネルギッシュでいられたであろう。家畜の番をさせられたからうつ病になったに過ぎない。

うつ病者は重荷を背負っているつもりであるが、じつはうつ病になった人の存在は〝むしけら〟のようなものだった。それに気がつくことが第一である。

うつ病者は自分の本性に反することを自分の義務と感じた。「〜しなければ」という規範意識と、「〜したくない」という気持ちとがぶつかり合って身動きできないのである。

怠け者は、これをしなければいけないという規範意識はない。単にしたいという気持ちがないから、しないだけである。

自己犠牲は依存心の裏返し

うつ病者は、次のように考えたらいいのではないか。

「誰かにそうだといわれただけでは、何事も義務とはなり得ません[39]」。

そう思ってしまったのは、いった人に心理的に依存していたからである。いった人を恐れていたからである。

人は不必要な規範意識の重荷でうつ病になる[40]。

うつ病になった人は、自分は他人のために犠牲になったと思っている。他人のために耐えたと思っている。自分の幸せを犠牲にして、他人のために耐えた立派な人だと思っている。

しかしうつ病者が背負う犠牲は、不必要な犠牲でしかなかった。

そしてフロム・ライヒマンがいうように、自己犠牲的献身は強度の依存性の表われである。

うつ病になった人が思っていた「他人のための犠牲」は不必要な犠牲である。それと同時に、その原因は依存心である。あるいは恐怖心である。

うつ病になった人たちがいう「自己犠牲」は望ましいものではなく、逆に望ましくないものにしか過ぎない。

シーベリーにいわせれば、それは他人を食い物にするものだという。

「いつの日かわれわれは、よくあるあの自己犠牲とは、他人を食い物にする生き方の第一歩であると気づくでしょう[41]」。

うつ病になった人は、今まで自分のしてきたことは立派だと思っていたかもしれないが、うつ病になったという事実と正面から向き合えば、残念ながらそうではない。

「あー、そうだったのか」と、そのことに気がつくだけでも、ずいぶん気持ちが楽になる。回復に向かって前進もする。

このような真実に気がついていくことが、呪縛から解放される過程である。

心のゆとり・お金のゆとり

たとえば養育者が神経症的傾向の強い人なら、まず子どもの幸せなど考えているはずがない。

心のゆとりがなければ、人のことなど考えられない。

自分が育つ過程で自分の周りにいた人は、心のゆとりがある人だったかどうかを一度真剣に考えてみることである。

ここでいっているのは、あくまでも心のゆとりであって、お金のゆとりではない。経済的に豊かでも、心のゆとりのない人はあまりにも多い。むしろ経済的に豊かな人のほうが、心のゆとりのない人が多い。

もし今自分がうつ病であるなら、自分の周りにいた人は、その人自身のことで精一杯ではなかったか。

つまりイライラしたり、急に得意になったり、突然不機嫌になったり、いつも虚勢を張っていたり、傷つきやすくてつねに心が動揺していたのではないか。

寂しさを隠すために友達が多いフリをしたり、自信がないから人を軽蔑してみたり、偉い人には卑屈に迎合したり、思いやりとかやさしさがなかったのではないか。

そんな人が、他人の幸せを考えるゆとりなどあるはずがない。

つまりうつ病になるような人は、「私は誰からも、私の幸せを考えてもらったことはない」と、はっきりと自覚することである。

そうすれば「〜すべき」という心の重荷がおりるに違いない。

「負い目」と「うつ」の切っても切れない関係

ところで、なぜうつ病の病前性格といわれる人々は、規範意識が過剰なのか。

それは、そうした非現実的なほど高い期待をかけた人々が、恩着せがましい人々だったからである。

恩を着せられた側は負い目をもつ。メランコリー親和型（うつ病前気質）の特徴のひとつは「負い目がある」ということであるが、メランコリー親和型に限らずうつ病になるような人は、何となく負い目がある。

規範意識が過剰だったり、負い目があったりと、うつ病になるような人は、つねに人に圧倒されている。

だから人に接するときに自信がない。そして低い自己評価に苦しんだのである。

うつ病になるような人は、もちろん自己執着の強い人である。自己執着が強いから、他人のことなど真剣に考える心のゆとりなどない。

自己執着の強い人は、自分、自分、自分……。どこまでいっても自分である。自分のことで精一杯。相手の幸せを真剣に考えることなどできない。

つまりうつ病になるような人自身も、周囲の人の幸せを考える心のゆとりはない。相手にも他人の幸せを考える心のゆとりはない。お互いに相手の幸せを考える心のゆとりはない。

うつ病になるような人は、そうした世界に住んでいたのである。お互いに自分のことだけに執着して生きてきたのである。

小さい頃から心に手錠をかけられていた。心はつねに牢獄《ろうごく》に入っていた。牢獄に入っているということすらわからないで、牢獄の中で生きていた。手錠をかけられているのに、手錠をかけられていないと思っていた。「これが正常だ」と思っていた。長く牢獄に入れられているうちに、生きるエネルギーを失ってしまった。それがうつ病である。

うつ病になった人は、今自分が無気力な中で、自分が牢獄にいるということを必死で想像することである。

そして牢獄にいる自分を想像して「そういうことだったのか」とわかれば、いつか回復する。

自分の生き方が見えない限り、うつ病は治らない。

自分の欲求とは関係のないことを必死で続けて、疲れ果てたのがうつ病である。ゴムが伸びきった状態で頑張って、頑張って、ついにゴムが切れた。それがうつ病である。

治療は、ため息をつきながら、自分の歴史を振り返ることから始める。

2 今、「ありのままの自分」を探しにいこう

「ありのままの自分」に気がつく以外に、うつ病を本当に治すことはできないだろう。「ありのままの自分」「本来の自分」に気がつかないで薬で治しても、入退院をくり返すだけである。

どこまでがありのままの自分で、どこからがつくられた自分なのかをはっきりさせる。ありのままの自分に気がつくということは、周囲にいた人たちのありのままの姿に気がつくということでもある。

嫌いな母親を「大好きです」といっている限り、うつ病は治らない。世の中の人がみんな嫌いなのに、「みんな、大好き」といっている限り、うつ病は治らない。

自分が立派な人間などではないということが心底わかる以外に、うつ病は治らない。

「私は罪深い」などという逃げた姿勢に固執する限り、うつ病は治らない。「私は罪深い」のではなく、「私は幼稚で依存心が強いだけです」ということである。

まず、自分の今までの人生は偽りの人生だったと認める。過去の人生を冷静に回顧する。

さらに自分の周囲の人を冷静に分析する。

そして自分が操り人形だったと理解する。

お母さんとの関係はどうだったか。

鉛筆を削りたくないのに削らされた。テーブルを拭《ふ》きたくないのに、拭かされた。宿題をしたくないのにさせられた。そういう子は、宿題を忘れてきた子を許せない。

新入社員が、認められようと朝早く出社している。誉められようとして、無理をして朝早く出社しているから、遅刻する別の新入社員を許せない。自分が楽しく通勤していれば、許す。

誉められようとしているから、無理をしているから。

宴会に行きたくない会社員。それなのに我慢して宴会に来た。そうなると宴会に来ない同僚は許せない。楽しく行っていれば、来ない人を許す。

いつもやりたくないことを強引にやらされていた人は、憎しみと怒りがある。すると社会の規範を守らない人を許せない。

秩序を乱す人を許せない。正論を盾にして、くやしいことをぶつけている。

それは憎しみと怒りが正論に変装して現われてきた姿である。

憎しみはあまりにも変装がうまいので、人はそれが憎しみの変装とは気がつかない。最後には、「あれはあれでよかった」と自分の過去を肯定する。

自分に素直に生きる

うつ病になるような人は、自分の感情が振りまわされている。

たとえば親は劣等感から人間嫌い。自分は親から嫌われている。

それを「親から好かれていると思え」と強制されている。

そして親への恐怖感から「私は親に好かれている」と思う。

これでコミュニケーション能力がなくなる。

実際は幼稚なのに、長いこと立派な人を演じすぎた。その努力で、疲れた。

普通の人よりも情緒的に未成熟なのに、普通の人よりも立派な人を演じて疲れてしまったというのが実体であろう。

とにかく自分と違う自分を演じ続けて、身も心も疲れ果てた。もうエネルギーが残っていない。まさにエネルギーが枯渇したのである。


自己疎外の自己不在。

そうした自己分析を通して、自分を理解する。

そうすれば趣味をもつことができるようになるかもしれない。趣味をもてる人間になることも可能である。

それは自己疎外された人間でなくなること。興味と関心をもてる人間になること。苦しみを通して人類共同体に帰属意識をもてるようになる。人の幸せを祈れる人間になる。それは憎しみが解消しているということである。

このように愛されなかった結果、人はどうなるか。「自分の問題だけれども、人が解決してくれることを望む(42)」。

「心配」は「幸せ」を運ばない

シーベリーは、家族が自分から離れていくのではないかという心配ばかりしている夫人について書いている。「そんなことで心を乱されているくせに、家を幸せな場所にしようという努力はしないのです。自分が、子どもたちがいたがるような幸せな場所にしていないという事実には、目を背けているのです[43]」。

これが「うつ病が2週間で治る」という意味である。「自分が、子どもたちがいたがるような幸せな場所」に家を変える努力をすれば、うつ病が2週間で治るとアドラーは主張しているのである。

残念ながら、これは簡単なようでなかなかできない。それはその人に能動的な関心がなければ、そのような努力をできないからである。できないばかりではなく、そのような努力をしていないということにさえ気がつかないからである。

うつ病になるような人は、自分が他人から「してもらいたい」のである。

うつ病者の動機の特徴として increased dependency（増大する依存性）ということをアーロン・ベックはあげている。「うつ病者は人に助けを求める。自分でできることでもしてもらうことに意味がある」[44]という。

軽症のうつ病者は、助けてもらうことで、ある種の満足とうつ病の軽減を体験する。そして軽症から moderate（中くらいの症状）になると、助けてもらうことが願望から必要性になる。

ある女性は小さなことでも次々質問するが、答えの内容に注意を払っていないようである。何でもいいから「答えてもらうこと」が必要なのである。

要するに、かまわれたいということである。小さい頃から十分にかまわれていない。かまわれたいという欲求が満たされていない。

おそらく「よい子」だったからであろう。

重症になると、自分のことをすべてしてくれる人を望むようになる。

医師に対しても「私を助けなければなりません」になる。そして自分は何もしないで、自分のためにすべてのことをすることを相手に求める。

「問診を終えることが大変難しい。それは苦痛なプロセスである」[45]という。

これはうつ病者ばかりでなく、一般に深刻に悩んでいる人の相談で感じることである。うつ病者は相談に乗った人に「あなたは私を助けなければなりません」と思う。自分は何もしないで、相手が自分のためにすべてしてくれることを要求する。

医師と患者という立場でも、病院で問診を終えることが大変難しいという。ある医師は医療妨害だと息巻いたようである。いわんや市民と市民の間では、ひと度相談に乗ったらもう相談を終えることがほとんど不可能に近いといってもよい。そこら辺のことが、そうした悩みを相談された体験のない人には理解できないところである。

うつ病者は、自分が問題を抱えていても、それを解決しようとは思わない。解決するというような積極的な動機がまったくない。

「つらい」「死にたい」は心のサイン

うつ病者は「死にたい」という。

なぜ「死にたい」という言葉を使うか?

それは甘えているから。「死にたい」という言葉で脅している。

その言葉で「お願いだから、私の道を開いて」と訴えている。

「この道を行きなさい」といってくれれば、その道を行ける。

うつ病者の「死にたい」は「助けてくれ」という意味である。

「うつ病者の動機の際だった特徴は、退行的性質である」。これは同時に逆からいえば、「積極的動機がないことが、うつ病者の際だった特徴である」。(46)

このことは、うつ病になるような人の、「いかに私は苦しいか」ということを延々と嘆いているだけで現実によくなるための行動を決して起こそうとしない様子を見ればわかる。

自分がうつ病から回復しようとすることさえしない人は、人のことを考えられない。それがうつ病者の特徴なのである。

だから人のことを考えて、それを現実に実行できるときには、すでにうつ病は治っている。

つまりうつ病が治るのには2週間かかるどころか、それができるようになれば、2日で十分である。というよりもそれができるのは、もううつ病ではない。

うつ病者は相手のいうことを聞こうという意志がないから、なかなか治らない。意志もないけど素直さもない。素直さがないのは無意識に怒りがあるからである。

相手を罠にかけている。たとえば同情を引こうとしたり、色々とする。

要するに「私はつらい」といって、すねているのである。すねているのは愛を求めているからである。

うつ病者がすねていることを非難しているのではない。

愛されなかったのはその人の責任ではない。

「うつ病ではないあなたに、私のうつ病のつらさなんかわからない」と、うつ病者はよくいう。

本当にそう思っているなら、そういって相手に絡んだりはしない。さっさと離れていく。

うつ病者は「わからない」といっているのではなく、「わかってくれ」という意味を強調して「わからない」といっている。

助けを求めているのだけれども、「助けて」といえない。

自分が、相手に「助けて」と頼まないで、相手のほうから助けてもらいたい。

人は、自己憎悪がなければ相手のいうことを素直に聞ける。

受け身の姿勢が強い場合には、願望はもつけれども、それを実現するための努力はしない。誰かが実現してくれるのを待つ。

受け身の願望、退行願望等々といわれる願望が強いときには、「まず不満になる」。

自分が「こうしよう」ということではなく、こうしてくれないという不満である。

うつ病を治したいあなたへ

人生が楽しくないのは、問題を解決する意志がないからである。

生きがいとは積み重ねである。一つひとつの問題を解決することで、人生に意味が出てくる。

ところが、うつ病者は問題を解決することにエネルギーが向かないで、「つらい、つらい」と騒ぐことにエネルギーが向いてしまう。

うつ病の病前性格である執着性格者は、何十年経っても同じことをいっている。努力しなくて幸せになることを考えているからである。

もうひとつ、「解決する意志がない」例を考える。

「私は太っているから不幸」という。しかし解決の意志はない。

「私は不幸」と口に出すのは、「私は悪くない」ということである。「悪いのは周りの人」という意味である。

「私は不幸」という言葉に隠されたメッセージは、「私の不幸はあなたの責任だから、どうにかして」ということである。

「私は不幸」という言葉で相手に絡んでいるのである。相手を間接的に攻撃している。相手に「こんなつらい私に、あなたは罪の意識をもって」ということである。

私が不愉快なのは相手が悪いと思っているから、いつまでも不満は解消しない。

本人には何を責任転嫁しているのか自覚がないが、つねに何かを人のせいにする。

「苦しい」と訴えても、解決しない。それは自分が「はいあがろう」とする意志がないからである。相手のいうことを聞こうという意志がないからである。素直さがないからである。

「私は不幸」と口に出すのは、先に述べたように、相手を罠にかけているようなものである。

アドラー流にいえば、相手のいうことを聞こうという意志をもてば、うつ病は2週間で治る。それは、そのときにはすでに「はいあがろう」としているからである。そのときには積極的な意志が出ている。

「大切なことは人の役に立つことと、頼まれないことはしないこと(47)」。

人に頼らない生き方を目指せば、うつ病は2週間で治る。

何事も当たり前と思わないのが、アドラーの主義の根本である。自分の力に頼って生きることが基本である。

シーベリーの主張も同じである。「本人が自分の苦しみを越えようとしていない限り、どんな人の苦しみも取り去ってはやれないのです(48)」。

人生は乗り越えるためにある。

3 自分を「好き」になる生き方

うつ病になるような人は、立派だけれども好きなものがない。

くり返しになるが、「満足がないということがうつ病者の共通した症状である[49]」とアーロン・ベックは述べている。

ある母親は「自分は立派な母親だ」という。次の文章はその女性についての説明である。

「彼女は、毎日泳ぎに行っていても、プールに飛び込んで、水を楽しむことができませんでした。テニスもしましたが、そんなに好きではありませんでした。カード遊びも、同じような無関心さでやりました。人に会ったり、新しいことや新しい場所を知ることは、彼女にとって楽しいことではありませんでした[50]」。

この女性のように、何をしても感動しない、何も好きなものがない人は、じつは自分が自分を好きでないのである。これがうつ病になるような人である。

考えてみれば、うつ病になるような人は、自分でない自分になろうと頑張ったのだから、自分が好きでないのは当たり前である。

うつ病者のおおもとの欲求は、ボウルビィのいう「愛着人物の有効性」なのである。つまり母親に「あやしてもらいたい」ときに、母親があやしてくれる。それを確信することができれば、うつ病者にもエネルギーが生まれる。

ところがうつ病者には、そういうふうに信じられる人がいない。

母なるものをもった母親はありのままの自分を許してくれるし、自己実現を励ましてくれる。

うつ病になるような人の周りには、逆の人しかいない。

だから、本当に欲しいものがうつ病になるような人にはないし、わからない。

実際のお母さんとの関係では、いつもやりたくないことを強引にやらされる。

うつ病の病前性格である執着性格の過剰な規範意識は、裏を返せば「本当に好きなものがない」ということである。

うつ病の病前性格である執着性格者は、規範意識が強いという。執着性格者は義務感・責任感が強いという。

しかし、よく考えてみれば、規範意識が強い人がうつ病になるというのはおかしい。規範意識の強い人は、社会の模範となって人々に生きる道を教えている人である。それは人を愛し、社会を愛している人である。

それなのに、なぜ挫折するのか？


それは執着性格者の強い義務感・責任感は、じつは憎しみの変装した姿だからである。

「こうあるべき」という強い規範意識は、憎しみの変装した姿である。

憎しみが間接的にでも外に向けられたときに、「許せない」となる。それが、義務感・責任感の強い真面目な人が、正論を盾にしてくやしいことをぶつけている姿である。

ところが、この外にぶつけている攻撃性が外に向けられないと、やむを得ず自分に向けられる。それがカレン・ホルナイのいう「べきの暴君」である。

その人自身が、「こうあるべき」という暴君に苦しむことになる。あるべき姿とは違う、現実の自分に苦しむうつ病者の姿であろう。

単に些細な過ちを犯したにもかかわらず、「私は償えない過ちを犯した」として自分を責める。

うつ病になった人は、自分がうつ病になったという事実を直視しなければならない。つまり間違った生き方をしていたということを認めなければならない。

「ある行ないが賢いものか愚かなものかは、結果に照らしてはじめてわかるものです[51]」。

うつ病の病前性格である執着性格者は、義務感・責任感が強いといっても、肝心の自分に対する義務を放棄していたからうつ病になったのではないか。

自分に対する義務を果たすほうが、勇気がいった。人から拒絶される恐怖心がある限り、人に対する義務を果たすほうが楽である。

本当に、人に対する義務を果たすというのは、人への愛情からである。

今の苦しさを乗り越える

とにかく、自分は世の中でいう「模範的な生き方」にしたがって生きて、結果として「うつ」になった。その事実と向き合うことである。

自分を解放するはずのものが、自分を束縛するものでしかなかった。それは自分の中の生命力に関心をもつという、最も大切なことをしなかったからである。

「自分の中の生命力に関心をもたない限り、自分が住んでいる世の中に奉仕することはできません。ただのお荷物になってしまいます[52]」ということである。

うつ病になるような人は義務を果たそうとし、犠牲を払い、真面目に生き、仕事も勉強も一生懸命に頑張った。それなのに、今は世の中にとって、ただのお荷物になった。

今までの努力は何だったのか？

しかも毎日が無気力。毎日が不愉快。毎日が憂うつ。とにかく毎日が面白くない。

なぜなのか？　それは自分の力に頼って生きようとしなかったからである。

その結果、他人を怒らせるのではないかという恐怖心があった。自分の弱点が相手を怒らせないかという恐れが、模範的な生き方の動機ではないのか？　それがうつ病の原因ではないか？

うつ病になるような人は、長いこと恐怖感で生きてきたから、疲れ果てて前向きのエネルギーはなくなっている。今は何をする気持ちにもならない。

うつ病になった人は、模範的な生き方をしようとするよりも、今は休むときである。

そして「なぜ自分は模範的な生き方をしようとしてきたのか」を考えてみる。

もしかして自分が自分の弱点に怒っているのに、他人が自分の弱点を怒っていると思っていたのではないか。だから自分の弱点が相手を怒らせるのではないかと恐れて、いつもビクビクしたのではないか。そして何でもかんでも相手のいうことに「そう、そう」と迎合したのではないか。

それが「模範的な生き方」と思っていたことの実態ではないか。

その結果、疲れ果てて他者への関心を喪失した。他者への関心が自分を回復させるのに、ますます自己執着に陥った。

「相手を喜ばせたい」と思えますか？

「妻が利己的な関心にばかりかまけていないで、夫を幸せにしふたりの関係を保つことに気を配ればよいのです」[53]――「うつ病が２週間で治る」という意味はこういうことである。

自分にばかり気をとられていないで、「夫を幸せにし、ふたりの関係を保つこと」を毎朝考える。そして実際に夫に気を配れば、うつ病は解決するということである。

実際にそうしようとしたときに、はじめて自分がわかる。実際に気を配れば解決すると思ったときにはじめて、そのように気を配ることがどれほど難しいかがわかる。

心身ともに疲れ果てたときには、前向きの努力をするよりも不満になっているほうがはるかに心理的に楽である。そうしたときにはじめて、「自分は、人を喜ばすことを何もできない」ということに気がつくかもしれない。

なぜできないのか？　そこで自分が見えてくる。自分の中の憎しみに気がつくかもしれない。その原因が愛情飢餓感と関係していることも、気がつくかもしれない。

あるいは自分の中の受け身の願望に気がつくかもしれない。

「自分にはまだ、人を愛するという能動的な願望がないのだ」と気がつくことは、重要なことである。能動的な願望がないということが、うつ病のひとつの特徴なのである。

それに気がつかなければいつまでも一方的に要求するばかりで、その結果相手に不満になる。不愉快になる。そして、自分が不満になるのは当たり前だと感じる。

しかし自分は愛されることばかり求めていて、まだ人を愛するまでに情緒的成熟をしていないと気がつけば、事情は少し変わる。

その結果、不満がなくなるかどうかは別にして、少なくとも怒りは和らぐ。

本来自分の立場でしなければならないこと、するのが当たり前のことをしていない、それをするのが難しいとわかったときに、努力の方向は見えてくる。

どう努力をすればよいかがわかってくる。

シーベリーは「自分の注意を、状況を正すであろう行動に向けなさい[54]」という。これはアドラーのいう「うつ病は2週間で治る」と趣旨は同じことである。

現実を受け入れるから、新しい未来が開ける

アドラーやシーベリーのいうことはその通りであるが、その努力が現実には難しい。不愉快ということは、他の箇所でも触れたが、前に進めないということである。うつ病になるような人は、「状況を正す」努力ができない。疲れすぎている。

「心配は、私たちがすべきことを怠っていると教えてくれます」とシーベリーはいう。これまたその通りである。そしてアドラーの「うつ病は2週間で治る」ということも同じである。それは、言い換えれば、「うつ病は、私たちがすべきことを怠っていると教えてくれます」ということである。

だが怠っているのには、怠っている理由がある。それをするまでの情緒的成熟がされていない。成熟できない環境の中で成長してきた。自分を責めることはない。

したがってまず、現実に直面することである。現実に直面するということは、自分の位

置がわかるということである。自分は今どこにいるのかを理解することである。

社会的には自分は今、新大阪駅にいるはずである。しかしじつはまだ新幹線に乗っていないで、東京駅にいる。

この状態を考えてみれば、周囲の人との間にトラブルが生じるのは当たり前であろう。周囲の人に不満になり、毎日が不愉快になるのは当たり前である。

まして本人が実際には東京駅にいるのに、自分は新大阪駅にいると思っていたら、何をやってもうまくいかない。

少なくともまず、自分はまだ東京駅にいるということを意識することから出発するより仕方ない。

どうしようか？――どうにもできない。

もし自分が変わろうとしないなら。

今のままの自分の努力では、ジレンマは解消しない。

うつ病者はこれをしようとした。

うつ病者のするべきことは、自分が変わることだったのである。

「成功」を「自信」に変える

失敗することを恐れて、自分の力が試される機会から逃げていると、いつしか、それは根雪のように心の底に積もっていく。

それは容易なことでは解けない。逃げの体験が根雪になって、その人の自信喪失の自己イメージになる。

だからうつ病者などが1回や2回成功しても、それで自分に自信をもてないのである。成功が自信をもたらさない。

逃げた記憶が根雪になっていなければ、自分が何かを達成することで自信と喜びをもってもよさそうである。

「何かが心配なときは、つねに、自分が回避している中心的な事実があるのです。その中心的な事実は、あなた自身を変革せよという要求をたずさえてあなたの前に現われるはずです[55]」というのは、シーベリーの言葉である。

4 ここから、新しい自分が始まる

うつ病者はなぜ、人の気持ちを考えられないのか?

なぜ、やさしい気持ちになれないのか?

相手の気持ちに気がつくのは、こちらに心のゆとりがあるからである。うつ病者にはその心のゆとりがない。

うつ病になるような人は怒りに満ちているから、心のゆとりがない。うつ病者には周囲の人に対する猛烈な怒りがある。

うつ病者はそれを抑圧して生きている。

うつ病になるような人は、その怒りに気持ちが支配されている。もちろん抑圧しているわけだから、その怒りを意識できているわけではない。しかし意識してはいないけど、その抑圧された怒りに、気持ちは支配されている。

その無意識の領域にある猛烈な怒りを抱えながら、社会的に立派な人として行動している。社会的には立派な人間である。

その日々の行動と心の中にあるものとは正反対のものである。

不幸な人々が、「幸せとはこうあるべきもの」という考えで、「幸せ家族」をみなで演じているようなものである。

でも心の底でむなしさを感じている。

「怒り」と「憎しみ」を取り戻そう

心の葛藤の激しさに疲れ果て、生きるエネルギーがなくなったのが、うつ病である。

フランクルがいうように、うつ病は「生の引き潮」である。生きるエネルギーがサーッと引いてしまっている。

生きていること自体がむなしい、意味がない。わけもわからずつらくなる。とにかくもう生きるエネルギーがない。

自分の心の中にある、ものすごい怒りと憎しみを意識できれば、また生きるエネルギーも湧いてくるかもしれない。

しかし多くの場合、怒りは意識されない。そして本当は周囲の人を殺したいのに、「死にたい」となる。

多くの場合、怒りは意識されないまま、生きるエネルギーを失っていく。

よく、何でもないのに怒っている人がいる。欲求不満である。

この「何でもないのに怒っている人」が怒らなくなったらどうなるか?

無気力になる。これがうつ病者の無気力である。

もともと密着の願望をもちながら、誰とも密着できないで生きてきた人たちである。

憎しみが湧くのが当たり前である。誰も自分の密着の願望を、満たしてはくれないのだから。

うつ病の病前性格である執着性格者などの、義務感・責任感の強さというのも、怒りの偽装にしか過ぎないということはすでに述べた。他人への愛はない。

表面的には立派に見えるけども愛はない。心の中に核がない。

「生命力の強さと愛の深さはひとつのもの[56]」である。

そうした心理状態で「人の喜びのために何かをする」ということは、ほとんど不可能であろう。

もちろん、形の上でそうすることはできるかもしれない。しかしうつ病になるような人が、本当に人の喜びのために動くなどということは、私は不可能であろうと思う。

「本当に」というのは、「心のある」という意味である。

意識して無理をして立派なことはできる。しかしやさしさをもって何かをするということは不可能である。

つまり、うつ病を重症でも2週間で治すには、うつ病者自身が変わらなければならない。

コンビニエンスストアの募金箱。

気分のいいときには募金をする。気分の悪いときには1円も募金しない。

つまり気分の悪いとき、「いかにして人に真の喜びを与えることができるか」を考えることは極めて難しいということである。

これを毎朝考えられるようになれば、アドラーのいうように2週間でうつ病は治るどころか、私にいわせれば、2日で治る。

いや、それを考えられるようになったところで、すでにうつ病は治っている。

自分がどんなに非利己主義と思っても、現に今うつ病であるということは、自分は自己執着が強くて、人に喜びをもたらすなどということはできていないと、自覚しなければならない。

自分のしてきたことは、単にエーリッヒ・フロムがいう神経症的非利己主義ということに過ぎない。

「相手を愛している」と思っても、それは単に「相手を束縛している」に過ぎないかもしれない。相手から搾取していながら、相手を愛していると思っているに過ぎないかもしれない。

人に喜びをもたらすということは、そういうことではない。

人に喜びをもたらすということは、こちらの心は「無」でなければならない。自己執着の反対が「無」である。

「救世主」は存在しない

人は、ときに自分の心の問題を、人を巻き込むことで解決しようとする。

それなのに心の葛藤を解決しようとしている人自身は、「相手のため」と思っていることがある。

人を救いたいという「メサイア・コンプレックス」といわれるものがある。深刻な劣等感をもっている人は、ときに人を助けたがる。劣等感が、「人を救う」という仮面をかぶって登場している。

自分が悩んでいるのに「人類を救いたい」などという、常軌を逸したことをいう。

メサイア・コンプレックスは、本当は相手を犠牲にして自分が救われようとしているのに、言葉としては「相手のため」にしていることになる。

「苦しい、つらい！」と叫ぶ人が、人を犠牲にして生きていることがある。

こういう人に、巻き込まれた人はたまらない。善意や愛や正義を掲げて絡むからしつこい。断っても、断っても絡んでくる。

人は無力感をもつと、感謝されたい。そこで相手のために何かをして、感謝されようとする。

メサイア・コンプレックスのような心理から、「人のために」頑張っている人がいても、「うつ病は重症でも2週間で治る」ことはない。

自分が溺れそうになっているときに、人を助けられない。

「人を助けたい」と思っているのに人間関係がうまくいっていないときには、自分が溺れていることを認めることである。

「人のため」を逃げ道にしていませんか？

「うつ病は2週間で治る」という意味を私が翻訳すると、「自己執着がなくなれば、うつ病は2週間で治る」ということである。

うつ病になるような人は、自分のことばかり考えている。

人のことを考えられるようになれば眠れるし、うつ病は回復に向かう。

人の幸せを祈れる人間になること、それは憎しみが解消しているということである。

そうなればうつ病は重症でも2週間で治る。いや2日で治る。いやもう治っている。


こちらに「やってあげた」という気持ちがあるときには、「やってあげた」人は「ありがとう」といってもらいたい。

でも、そういう気持ちがこちらにあるときには、相手は「ありがとう」という気持ちになれない。それは相手には重荷である。

憎しみのある人が、本当の意味で「人のため」ということはあり得ない。

憎しみのある人は、人の不幸が喜びなのであるから。

「人のため」と本当に思えれば、その時点でうつ病は治っていると考えてよい。

アドラーの言葉を私が翻訳していえば、「うつ病者は共同体に戻れば2週間で治る」ということである。


いつも借金をする人がいる。そして反対に「これが最後、これが最後」といいながら、お金を渡す人がいる。

ギャンブル依存症の兄にお金を貸す妹に会ったことがある。

これは「あなたのため」ではない。しかし妹は「兄のため」といっている。

妹は兄との関係が切れるのが怖いから貸しているだけである。妹は寂しいから蛇に絡まれていたいだけである。


もうひとつ、偽りの「あなたのため」という例をあげたい。

ある高齢の女性である。

「娘の夫が心配で、心配で」というが、調べてみると娘夫婦は仲がいい。その女性は自分の寂しさや不安を外化しているだけ。

娘から「助けてくれ」と頼まれていない。娘は母親に愚痴をいっていない。

この高齢の女性は寂しいから娘夫婦に干渉する。干渉していながら「娘夫婦のため」という。

子ども同士の喧嘩《けんか》で、弾丸のように相手の家に飛んでいく母親がいる。これも同じ心理。

人は自分の限界にくると現実から目を背ける。

能動性は相手を「放っておけること」である。自分に能動性が欠如しているから相手に絡んでいるのに、「あなたのために」といっている人が多い。

アドラーのいう「人に喜びを運ぶ」というのは、押しつけがましい善意とは違う。

なぜこうなってしまうのか？

それは小さい頃、自分を守る能力がない頃から、自分を守らなければならなかったからである。「すみません」ひとついうのも、自分を守るためである。相手に「悪かったな」という気持ちがあるのではなく、自分が悪く思われないように謝る。

つまり相手のためではなく、自分を守るために謝る。

そういう人には小さい頃から、自分は守られているという安心感がない。事実そういう人は、保護者から守られていなかったことが多い。

自己執着が強いのは、小さい頃から自分で自分を守らなければならなかったから。

そして自分の存在に負い目があるからである。つねに言い訳をしなければならない。

うつ病者は、相手に「悪かったな」という気持ちで「すみません」といってみる。うつ病は回復に向かう。

「好かれたい」「認められたい」気持ちを手放す

「うつ病は重症でも2週間で治る」は、うつ病者に「なぜ自分は生きるエネルギーが湧かないのか？」という自己認識をうながしていると理解してほしい。

人に優越することで心の葛藤を解決するのではなく、人とコミュニケーションすることで心の葛藤を解決するように、エネルギーの方向を変えることをうながしているものである。

人に迎合することで、じつは生きるエネルギーを失う。

「うつ病は重症でも2週間で治る」という言葉は、自分が自分になることで生きるエネルギーを回復しようとすすめているのである。

人は、「迎合の姿勢と優越への願望」で生きるエネルギーを失う。

うつ病を治したければ、自分についての認識を改めればよい。生きる姿勢を変えればよい。

理屈は簡単である。実行が難しいだけである。

なぜ実行が難しいか?

それは、その人の愛情欲求が満たされていないからである。

愛情飢餓感が強いと、「迎合の姿勢と優越への願望」の呪縛から抜け出せない。

したがって、うつ病者が現在の自分を理解するためには、何よりも精神分析論的手法が欠かせない。

「なぜ自分はこうなったか?」という自己分析については、オーストリアの精神分析学者ジークムント・フロイト以来の精神分析論からスタートする。しかし、精神分析論的立場で自分を理解しているだけでは、絶望しか残らないことが多い。

「私の親はこうだった」というだけでは、今の自分の心のつらさの原因は理解できても、「それではこの先どう生きるか?」はわからない。

たしかに自分がうつ病になるには、うつ病になるだけの理由があった。それを正しく理解するためには、精神分析論的立場が必要である。しかしそこで止まっていては、先に進めない。

運命に振りまわされない生き方

その「自分がどう生きるのか？」というときにアドラーやシーベリーの心理学を学び、フランクルの実存分析を学ぶことが大切なのである。

うつ病になった人にいきなり、「どこに注意を向けるかで、あなたの幸せは決まります」だの、「成功は、あなたの肩にかかっているのです」だの、「運など、私たちが変われば変わってきます」など、シーベリーの主張(57)を突きつけても、それは心の傷口に塩をぬるような結果になる。

そこで多くの場合に、うつ病になるような人たちは、そういうことをいう人に不快感をもつ。怒りを感じる。

そして「あなたたちに私の苦しみの何がわかる」と反感をもつ。そういうことをいう人が不愉快な存在になってしまう。シーベリーに反感をもったら、シーベリーのいうことに耳を傾けなくなる。

したがって私たちが「どう生きるか?」ということを考えるときには、まずフロイト以来の精神分析論的立場の理解が必要なのである。

しかしそれだけでは、その人はときに「運命の犠牲者」になるしかない。

「私は母性的保護を失って成長しました。私の父親は人間嫌いでした、母親は対人恐怖症でした。そして私はこうなりました」

それだけでは、「私は運命の犠牲者です」になってしまう。

自分が運命の犠牲者にならないためには、精神分析論的手法の他に、シーベリーやアドラーやフランクルの理解が欠かせない。

その両方の理解が相補って人間は自らの人生をまっとうできる。

したがって精神分析論的立場からいうことと、シーベリーやアドラーの心理学の主張とが矛盾していてもよいのである。いや矛盾しているからこそよいのである。

人間は遺伝や育った環境に影響されるということも正しいし、人間は遺伝や環境だけに影響されるのではないということも正しい。

これが本質的に矛盾していないということを理解できたときにはじめて、うつ病からどう回復できるかの道筋が理解できたということである。

ふたつの主張が相補って人類は救われる。

たとえば「ずるい子」は最もイヤな子だけれども、ずるい子だって一番最初の人間関係に問題があった。

ずるい子は親との信頼関係がない。信頼関係がないところで自己無価値感に苦しみ、自暴自棄になる。信頼できる人がいれば自己無価値感には陥らない。

しかし、だからといってずるい人を許すわけにはいかない。

たしかにフランクルのいうように、苦しむことには意味がある。

シーベリーのいうように「苦悩は人間を清めます」[58]。

しかしこれらの言葉は、その通りなのであるが、うつ病になるような人の胸に突き刺さるだけに終わるかもしれない。

「苦しみは、あなたに才覚の使い方を教え、才覚を使うことを強いるためのものなのです」[59]。これを苦しみに呻《うめ》いているうつ病者がいきなり聞いても納得しない。うつ病の、このどうしようもない苦しみをわかっていないとなるだろう。

そして最後はみな、同じことをいう。

「このつらさは経験していない人にはわからない」。

そうして自分の殻に閉じこもる。それが運命の犠牲者になった瞬間である。

そして自分の殻に閉じこもりながらも、人に理解を求めている。


「死にたい」という。そのときに「それは卑怯だ」といわれる。その通りである。

しかしそのようなシーベリーやアドラーの考えをいわれても、うつ病者はますます「誰も私のことをわかってくれない」と自閉していくだけである。

うつ病になるような人は誰と会っても、文句をいわれるか不安である。寝るときも不安、起きているときも不安。

うつ病になるような人の求めているのはシーベリーやアドラーの力強い言葉ではない。

うつ病になった人は、「茨《いばら》の道で生きてきたね、そんなにつらいの」という言葉で慰められる。これまで努力してきていることを認めてもらいたい。それをいってほしい。

「つらいんだよね、つらいんだよね」といわれて、そこで心のガードが取れる。そこで涙が流れて、エネルギーが出る。

誰にだって、つらいときがある

「自分に気がつくこと」は大切であるが、それはなにも、自分と自分のことにばかりに注意を向けるということではない。むしろ逆に、他人に注意を向けることでもある。

他人に気づくことも、自分に気づくことにつながる。

「この人はいい人だと思っていたのに、何でこんなに不幸なのだろう?」

そう思うことが自分に気づくことでもある。

こうして他者に関心が向くことで、うつ病は回復に向かう。

「私はこんなに苦しい」と嘆くだけではなく、「他人もまた同じように苦しいけど、頑張っているのだ」とわかることで、自己執着から解放されていく。

今日1日、現実に何か不安なことが起きましたか?

エネルギーは信じることから生まれる。

絶対に仏様が何かやってくれる、そう信じること。抗うつ剤を飲んでうつ病の症状が緩和して、ときに自分がうつ病であることを忘れても、うつ病は治っていない。

この本はなぜうつ病になり、どうしたらうつ病が治るかを考えた本である。

ウェインバーグ流にいえば、夢はそこにある。夢を捨てたのはうつ病者である。

誰も私の苦しみをわかってくれないといって、陰気に自分の殻に閉じこもっても、生きるエネルギーは湧いてこない。それが、自分のほうから夢を捨てたということである。

「私はこんなに苦しい」と、嘆くことにエネルギーを使うのではなく、「なぜ自分は今こんな不愉快な気持ちになったのだろう?」と、自己分析にエネルギーを向けることが夢をもち続けることである。

現実から逃げることが夢を捨てること、現実に向き合うことが夢をもち続けること。

そして、もし「引きこもることを自分が選択した」と認めれば、道は拓《ひら》ける。なぜなら、それを認めることは「私は運命の犠牲者にはならない」という意志の表明だからである。

「あのときに迎合したのは、私がそれを選択したのだ」と認められれば道は拓ける。

この本で、捨てた夢をもう一度探しにいく。

5 うつ病を治すための2週間を、どう過ごすか？

最後に、「うつ病は重症でも2週間で治る」という言葉が誤解されないように、もう一度、前提になっている「人を喜ばせる」という心理について考えたい。

人のために何かをしてあげる。

しかし相手から期待した態度が返ってこない。するとその人を恨む。

「こんなにまでしてあげているのに、あの態度はないだろう」と相手を恨む。

しかし、たいていこのようなときには「相手のため」の努力ではなく「自分のため」の努力なのである。

つまり自己無価値感があるから、人に感謝をしてもらいたい。そこで相手に恩を着せたい。

恩を着せたいから何かをしてあげる。感謝を求めてその人のために何かをしてあげる。しかし期待した感謝が返ってこない。そのときに相手を恨む。

このような態度で、2週間「人のために」過ごしても、うつ病は治らない。

「恨み」は心が発する警告

恨む人は、自分がその人のためにしたことの、自分の動機を理解していない。動機は「相手のため」ではなく、今書いたように「自分のため」なのである。

もし何かをしてあげるときに、「これは自分が感謝をされたいからするのだ」とわかっていれば、期待した態度が返ってこなくても相手を恨まない。

相手にごちそうをするときに、「自分がチヤホヤされたいから」とわかっていれば、みながチヤホヤしてくれなくても相手を恨まない。

「面白くない」という気持ちは残るだろうが、おごってあげた人を「あんなにごちそうしたのに」と恨むことはない。

取引先を接待するときなどは、「自分たちのため」とわかっているから、それほど恨みにはならない。接待の効果がなかったと思うだけである。個人的な感情としての恨みつらみはない。

「自己執着的対人配慮」は恨みを生じる。

配慮は配慮でも相手のための配慮ではなく、自分が得するための配慮である。そして得しなければ恨む。自分が得するための配慮とは気がついていないのだから。

今、ある人が周囲の人を、あの人もこの人もと恨んでいるとすれば、その人は自己執着が強いのではないかということである。

くどいようだがこの態度で2週間を過ごしても、うつ病は治らない。

自己執着的対人配慮をしていると、本人は相手のためにしたつもりでも、ときにはお節介な人と思われる。好意は迷惑になる。

ある女性が好きな男性にプレゼントをした。すると彼はそれを母親にあげた。するとその女性は怒って、そのプレゼントを取り返しにいった。

これが自己執着的対人配慮である。

自分は相手にプレゼントをしていると思っている。しかしこれは相手を喜ばすためにプレゼントをしているのではない。自分のためにプレゼントをしているのである。だから自分が気に入らない使い方をすると、それを取り返そうとする。

愛を伝えるのは、自己満足とは違う。自己満足は相手が何を求めているかは関係ない。現実と接していない。これはナルシシストの愛である。

アーロン・ベックがいうように、うつ病者の特徴は満足しないことである。

人のために何かをできるということは、その人が満足しているということである。

うつ病改善の近道はどこにある?

自己疎外されているということは、生きることが不満であるということである。不満な人に他人のことが考えられるわけがない。

自己執着の強い人に他人のことが考えられるわけがない。

自分が溺れそうになっているときに、人のことを考えられないというのは人間としては当たり前のことである。

たしかにアドラーがいうように、他人の幸せを考えられるようになれば、２週間でうつ病は治る。

うつ病者は自己執着が強いから、他人のことなど考えられないのである。

うつ病になるような人は、自分は自己疎外された人間であるということの自覚が必要である。

つまりアドラーの言葉を言い換えれば、自己実現するようになれば、うつ病は２週間で治る。

ある女性である。大学時代の男性の友人に会うことになった。

彼女が食事をもっていくことになった。彼女は食事のメニューを考える。相手は1時間しかないという。公園で食べることになった。彼女はお弁当をもっていく。彼女は「すごい、こんな食事をつくって！」と相手が驚くようなお弁当をつくりたい。彼女はつねにそういうふうに、人を意識したものをつくりたい。こういう好意は好意ではない。必ずしも、ものをもっていくのが好意ではない。

こういう売り込みの好意は、あとで「こんなにやってあげたのに感謝をしない」と不満になる。

こうした防衛的性格の人は、誰とも親しくなれない。

人に見せるためにつくった弁当は、キレイだけれどもおいしくない。自分が食べるためにつくったお弁当は、汚いけれどもおいしい。見た感じはおいしそうではないが、おいしい。

うつ病になるような人は、人に見せるためのお弁当をつくる生き方だった。

お節介で押しつけがましいことを、「相手のため」と思ってしまう人がいる。それだけ自己執着が激しいということである。

自己執着が激しいままでは、どんなに頑張っても2週間でうつ病は治らない。

ではどうするか？

自分は今、あの人にこんなこともしてあげられない。そんなことをいくつも考える。

「もっと体力があれば、あの人にこんなこともしてあげられる」とか、「もっと知識があれば、みなにこんなこともしてあげられる」とか、「もっと知恵があれば、あの人たちにこんなこともしてあげられる」とか、考える。

そうして、そんなことをしてあげられない自分を残念に思う。

そうなったときに、神経症もうつ病も治癒に向かう。

「もっとお金があれば、こんなこともしてあげられるのになあ」と思う。

しかしそんなときに「そうすればあの人から感謝をされる」と思ったら、それはあの人への関心ではない。それは自己執着の強い人でしかない。

自己執着的対人配慮ではなく、相手に対する関心をもてたときに、社会的感情をもてるようになったということである。

相手が不愉快そうになったときに、「なぜ？」と考える。

それが相手への関心。それをもてたときに、神経症もうつ病も治癒に向かうのである。

あとがき――あなたが変われば、うつ病は治る！

うつ病になった人は、まず自分はありのままの自分ではなく、自分でない自分になることを強制されて生きてきたということを、理解することである。

その結果、自分の中にはすさまじい憎しみが生まれ、その憎しみは血肉化している。

うつ病者は、受け身と、無力感と、悲観的見通しと、自己蔑視を「敵意」という金庫に入れて、しっかりともっている。

そしてその敵意や憎しみは直接的に表現されず、過剰な規範意識などに変装して現われてくる。

自分の中に憎しみの感情が生じた過程を理解し、なぜそれを直接表現して処理できなかったかという原因を理解することである。

ここまでを理解するためには、フロイト以来の精神分析論が助けになる。

とにかく自分がネコなのかリスなのかもわからないでは、うつ病に打ち勝とうにも、その「すべ」がわからない。何よりもまず自分が何者で、なぜうつ病になったのかを理解しなければならない。

「私たちは困難に打ち勝つこともできるのです。自分がどのような人間であるかに気づき、自分の天性に見合う生き方を選ぶよう心に決めさえすれば(60)」。

間違った生き方に固執していながら、うつ病が治ると思うほうがおかしい。

「うつ病は重症でも2週間で治る」というのは、逆にいうと間違った考え方を放棄し、間違った態度を改めればうつ病は治るといっているに過ぎない。当たり前のことである。

逆にいえば「今の考え方と態度を続けていれば、うつ病は治らない」といっているに過ぎない。そしてそれも正しい。

共同体的存在である人間としての心を失ったのが、うつ病である。アドラーは若い頃社会主義の勉強をしていたが、ドイツの社会主義学者カール・マルクスの言葉を使えば、うつ病は「類的存在」からの疎外である。アドラーにいわせれば、「人類共同体」からの疎外である。

人は苦しみを通して人類共同体に帰属意識をもてるようになる。

エーリッヒ・フロムも、人が心理的に正常であるためには人とのつながりが必要だと述べているが、同じ意味である。

ウェインバーグも、積極的な見方をするためには「他人の人生を考えよう」と次のようにいっている。

「他の人のあがき、目標、強さ、弱さとはどんなものでしょうか？（中略）彼らの特別なあがきは何でしょうか？　彼らはどんな困難に打ち勝とうとしているのでしょうか？　あなたは彼らの苦闘がわかったことを示してきましたか？

このことは、今後起こるであろう深刻な歪みから、あなたを救うことができます[61]」。

ウェインバーグも、人生の過去のトラウマは乗り越えられるという立場で治療を行ないながら、実績をあげている。

そう考えると、本書のタイトルの言葉でアドラーのいわんとしていることも、特別なことではない。言葉としての表現が少しきついかなと思うが、考え方として否定することは難しい。

そもそもうつ病ばかりではなく、依存症の治療も同じように人とのつながりを回復することが大切であろう。

ギャンブル依存症でも人への思いやりがあれば、回復へのきっかけになる。

もっと広くいえば神経症も同じである。自己執着が弱まれば、つまり人への思いやりが出てくれば、治り出すであろう。

アドラーは、よく患者に「私たちは誰でも、あなたのいうような困難はもっている、いやもっとすごい色々な困難をもっている。でも私たちは、それにそんなに深刻な意味を付与していない[62]」といったという。

アドラーのいうことを「患者の苦しみを理解していない」と捉えるのではなく、「患者の注意を自分の外に向けようとした」と捉えるのが正しいだろう。

うつ病になった人は「私は苦しい、苦しい」という。そのときに「他の人も苦しいんだ」とか「みんな我慢して生きているんだ」という他者への関心はない。

あくまでも「私が苦しい」のである。うつ病になった人は「大変だ、大変だ」という。そのときに「他の人も、同じように大変なんだ」という他者への関心はない。

もちろんこれは、うつ病者だけに限ったことではない。悩んでいる人は、本当に恐ろしいくらい他者への関心がない。

アドラーがいうことを私が翻訳すると、この他者への関心が出てきたときに、うつ病は治り出すということである。

ある人が「うつ病は癌《がん》より苦しい」といって話題になったことがあった。こう思っている限り、うつ病は治らないだろう。「私も苦しいが、癌の人も苦しいだろうな」となってうつ病は治り出すというのが、アドラーの言葉の趣旨だろう。

「私も頑張っているが、癌の人も頑張っているのだろうな」となって、「うつ病は重症でも2週間で治る」。

「私はこんなに酷い環境で育った、親から無視された」と嘆くだけではなく、「他の人だって、親に十分愛されないけど、頑張っているんだ」と他者への関心が出てくることで、うつ病は治り出す。

うつ病になった人の模範的生き方そのものが問題なのではなく、なぜそのように模範的生き方をしていたかという動機が問題なのである。

依存心などの、その人の弱さが仮面をかぶって登場したのが、模範的生き方ではないか。

うつ病者には、基本的には近い人との矛盾した関係がある。近い人に対して依存心をもちながら、反発をする。自分が敵意をもっている人に、自分がしがみついている。

いきなり「孤立」と「追放」を恐れないで生きるということは無理だとしても、自分を正しく分析することが必要である。


うつ病者よ、ビー・アンビシャス。

自分の人生の悩みに埋もれている場合ではない。

国家存亡の危機で、このままでは日本はダメになると明治維新を起こした人の、エネルギーを思う。人のことを考えるとはこういうことである。彼らは目が自分の外に向いている。


私がアドラーに関心をもったのは、アドラーがアメリカ建国の精神をもちながら、マルクス主義にも似た精神をもっていると思ったからである。私はそこに、行き詰まった近代の世界を拓く道を見つける、きっかけになるものがあるのではないかと興味をもった。

そしてアドラーの著作を読んでいるうちに、この本のタイトルのような言葉に出合った。

うつ病の治療を、脳内のセロトニンの量がどうのこうのという薬物治療に特化されたレベルで考えるのではなく、人間とはどのような存在であり、どのように救われるかという思想的な土台の上に立って考えたのが、「うつ病は重症でも2週間で治る」ということである。

アメリカ建国の精神とマルクス主義の精神に理解を示しつつ、人間いかに生きるのが望ましいのかという思想的背景を考えながら、この言葉のいわんとする趣旨を捉えることができないだろうか。

そういう姿勢がない限り、単純に「重症のうつ病が2週間で治ることはない」となってしまう。

本書のタイトルは、単にうつ病だけの問題ではなく、人間いかに生きるべきかという本質的な問いかけの問題なのである。

そして心の病の問題を単に近代的医学の見地から考えるのではなく、人間の生き方の問題として考えているのである。

「うつ病は重症でも2週間で治る」は、抗うつ剤がどうのこうのというレベルの議論ではなく、本来人間はどうあるべきかという議論の問題である。

少なくとも、マルクスの類的存在からヨーロッパ共同体の能動的市民社会性の概念まで広げた中で、この言葉を位置づけて解釈しないと趣旨を理解しそこねる。

「社会的関心の欠如した人は人生の問題を解決できない」という主張をしているアドラーが、「うつ病は重症でも2週間で治る」といっている。

彼は、社会的問題を起こす子どもは「他者に対する関心」がほとんどないという。

カレン・ホルナイのいう「他者に対する積極的な感情」が、アドラーのいう社会的関心であろう。

そこを理解しないで、セロトニンがどうのこうのという脳内化学物質のレベルでこの言葉を解釈すると、この言葉の真意が誤解される。

「私たちはこう生きなければならない」という意味で、この言葉を理解してほしいのである。

加藤諦三

注釈

（1）Manes Sperber, Translation by Krishna Winston, *Masks of Loneliness*（Macmillan Publishing Co., Inc. New York, 1974, p.111）

（2）George Weinberg, *Self Creation*（St. Martin's Press Co., New York, 1978）〈和訳／加藤諦三『自己創造の原則』三笠書房〉

（3）Aaron T. Beck, *Depression*（University of Pennsylvania Press, 1967, p.28）

（4）Mary Heineman, *Losing Your Shirt*（Hazelden, 1992, 2001, p.21）

（5）Aaron T. Beck, *Depression*（University of Pennsylvania Press, 1967, p.27）

（6）Aaron T. Beck, *Depression*（University of Pennsylvania Press, 1967, p.27）

（7）Aaron T. Beck, *Depression*（University of Pennsylvania Press, 1967, p.29）

（8）Aaron T. Beck, *Depression*（University of Pennsylvania Press, 1967, p.29）

（9）Aaron T. Beck, *Depression*（University of Pennsylvania Press, 1967, p.18）

（10）Ellen J. Langer, *Mindfulness*（Da Capo Press, 1989）〈和訳／加藤諦三『心の「とらわれ」にサヨナラする心理学』ＰＨＰ研究所〉

（11）デヴィッド・シーベリー著、加藤諦三訳『人生は心配しないほうがうまくいく』三笠書房

（12）Aaron T. Beck, *Depression*（University of Pennsylvania Press, 1967, p.256）

（13）David Seabury, *The Art of Selfishness*（Simon & Schuster, New York, 1937, p.249）〈和訳／加藤諦三『自分が好きになる生き方』三笠書房〉

（14）Aaron T. Beck, *Depression*（University of Pennsylvania Press, 1967, p.27）

（15）Patrick McNamara, *An Evolutionary Psychology of Sleep and Dreams*（Praeger, 2004, p.138）

（16）土居健郎『「甘え」の構造』弘文堂

（17）丸田俊彦『痛みの心理学』中央公論社

（18）Dr. Kenneth R. Pelletier, Stanford Univ., *Between Mind and Body; Stress, Emotions, and Health*（第2章）

（19）Edited by Gillie Bolton, Stephanie Howlett, Colin Lago, and Jeannie K. Wright, *Writing Cures: An introductory handbook of writing in counseling and therapy*（Routledge, 2004, p.87）

（20）Edited by Gillie Bolton, Stephanie Howlett, Colin Lago, and Jeannie K. Wright, *Writing Cures: An introductory handbook of writing in counseling and therapy*（Routledge, 2004, p.94）

（21）Aaron T. Beck, *Depression*（University of Pennsylvania Press, 1967, p.27）

（22）Nathan Leites, *Depression and Masochism*（W. W. Norton & Company, Inc., 1979, p.106）

（23）David Seabury, *The Art of Selfishness*（Simon & Schuster, New York, 1937）〈和訳／加藤諦三『自分に負けない生きかた』三笠書房〉

（24）Aaron T. Beck, *Depression*（University of Pennsylvania Press, 1967, p.27）

（25）Aaron T. Beck, *Depression*（University of Pennsylvania Press, 1967, p.18）

（26）Aaron T. Beck, *Depression*（University of Pennsylvania Press, 1967, p.18）

（27）Nathan Leites, *Depression and Masochism*（W. W. Norton & Company, Inc., 1979, p.99）

（28）David Seabury, *The Art of Selfishness*（Simon & Schuster, New York, 1937, p.249）〈和訳／加藤諦三『自分が好きになる生き方』三笠書房〉

（29）朝日新聞２００７年2月23日付夕刊

（30）David Seabury, *The Art of Selfishness*（Simon & Schuster, New York, 1937）〈和訳／加藤諦三『自分が好きになる生き方』三笠書房〉

（31）George Weinberg, *Self Creation*（St. Martin's Press Co., New York, 1978）〈和訳／加藤諦三『自己創造の

原則』三笠書房〉
（32）Christopher Peterson, Ph. D., and Lisa M. Bossio, "Healthy Attitudes: Optimism, Hope, and Control", *Mind/Body Medicine*（Consumer Union, 1993）
（33）Aaron T. Beck, *Depression*（University of Pennsylvania Press, 1967, p.30）
（34）Aaron T. Beck, *Depression*（University of Pennsylvania Press, 1967, p.231）
（35）David Seabury, *The Art of Selfishness*（Simon & Schuster, New York, 1937）〈和訳／加藤諦三『自分に負けない生きかた』三笠書房〉
（36）Edited by Genevieve Painter, *Alfred Adler: As We Remember Him*〈和訳／柿内邦博他『アドラーの思い出』創元社〉
（37）David Seabury, *The Art of Selfishness*（Simon & Schuster, New York, 1937）〈和訳／加藤諦三『自分に負けない生きかた』三笠書房〉
（38）David Seabury, *The Art of Selfishness*（Simon & Schuster, New York, 1937）〈和訳／加藤諦三『自分に負けない生きかた』三笠書房〉
（39）David Seabury, *The Art of Selfishness*（Simon & Schuster, New York, 1937）〈和訳／加藤諦三『自分に負けない生きかた』三笠書房〉
（40）David Seabury, *How to Worry Successfully*（Blue Ribbon Books, New York, 1936）〈和訳／加藤諦三『自分に無理のない生き方』三笠書房〉
（41）David Seabury, *The Art of Selfishness*（Simon & Schuster, New York, 1937）〈和訳／加藤諦三『自分に負けない生きかた』三笠書房〉
（42）Aaron T. Beck, *Depression*（University of Pennsylvania Press, 1967, p.33）
（43）David Seabury, *How to Worry Successfully*（Blue Ribbon Books, New York, 1936）〈和訳／加藤諦三『自

分に無理のない生き方』三笠書房〉

（44）Aaron T. Beck, *Depression*（University of Pennsylvania Press, 1967, p.32）

（45）Aaron T. Beck, *Depression*（University of Pennsylvania Press, 1967, p.33）

（46）Aaron T. Beck, *Depression*（University of Pennsylvania Press, 1967, p.27）

（47）Edited by Genevieve Painter, *Alfred Adler: As We Remember Him*〈和訳／柿内邦博他『アドラーの思い出』創元社〉

（48）David Seabury, *The Art of Selfishness*（Simon & Schuster, New York, 1937）〈和訳／加藤諦三『自分に負けない生きかた』三笠書房〉

（49）Aaron T. Beck, *Depression*（University of Pennsylvania Press, 1967, p.18）

（50）George Weinberg, *Self Creation*（St. Martin's Press Co., New York, 1978）〈和訳／加藤諦三『自己創造の原則』三笠書房〉

（51）David Seabury, *The Art of Selfishness*（Simon & Schuster, New York, 1937）〈和訳／加藤諦三『自分に負けない生きかた』三笠書房〉

（52）David Seabury, *The Art of Selfishness*（Simon & Schuster, New York, 1937）〈和訳／加藤諦三『自分に負けない生きかた』三笠書房〉

（53）David Seabury, *How to Worry Successfully*（Blue Ribbon Books, New York, 1936）〈和訳／加藤諦三『自分に無理のない生き方』三笠書房〉

（54）David Seabury, *How to Worry Successfully*（Blue Ribbon Books, New York, 1936）〈和訳／加藤諦三『自分に無理のない生き方』三笠書房〉

（55）David Seabury, *How to Worry Successfully*（Blue Ribbon Books, New York, 1936）〈和訳／加藤諦三『自分に無理のない生き方』三笠書房〉

(56) David Seabury, *The Art of Selfishness* (Simon & Schuster, New York, 1937)〈和訳／加藤諦三『自分に負けない生きかた』三笠書房〉

(57) David Seabury, *The Art of Selfishness* (Simon & Schuster, New York, 1937)〈和訳／加藤諦三『自分が好きになる生き方』三笠書房〉

(58) David Seabury, *The Art of Selfishness* (Simon & Schuster, New York, 1937)〈和訳／加藤諦三『自分に負けない生きかた』三笠書房〉

(59) David Seabury, *The Art of Selfishness* (Simon & Schuster, New York, 1937)〈和訳／加藤諦三『自分が好きになる生き方』三笠書房〉

(60) David Seabury, *The Art of Selfishness* (Simon & Schuster, New York, 1937)〈和訳／加藤諦三『自分に負けない生きかた』三笠書房〉

(61) George Weinberg, *Self Creation* (St. Martin's Press Co., New York, 1978)〈和訳／加藤諦三『自己創造の原則』三笠書房〉

(62) Phyllis Bottome, *Alfred Adler: A Biography* (G. P. Putnam's Sons, New York, 1936, p.72)

うつ病《びょう》は重症《じゅうしょう》でも2週間《しゅうかん》で治《なお》る、もし……

著　者——加藤諦三（かとう・たいぞう）

発行者——押鐘太陽

発行所——株式会社三笠書房

〒102-0072 東京都千代田区飯田橋3-3-1

https://www.mikasashobo.co.jp

印　刷——誠宏印刷

製　本——若林製本工場

ISBN978-4-8379-2436-4 C0011

本書へのご意見やご感想、お問い合わせは、QRコード、
または下記URLより弊社公式ウェブサイトまでお寄せください。
https://www.mikasashobo.co.jp/c/inquiry/index.html